Obachola Julien ADETOKOUN
Sié Hermann POODA
Ernest Wendemanegde SALOU

Controlo biológico das moscas tsé-tsé, vectores de tripanossomas.

Obachola Julien ADETOKOUN
Sié Hermann POODA
Ernest Wendemanegde SALOU

Controlo biológico das moscas tsé-tsé, vectores de tripanossomas.

Avaliação das propriedades insecticidas de óleos essenciais contra a mosca tsé-tsé, vectores de tripanossomas animais.

ScienciaScripts

Cover image: www.ingimage.com

This book is a translation from the original published under ISBN 978-613-9-50444-2.

Publisher:
Sciencia Scripts
is a trademark of
Dodo Books Indian Ocean Ltd. and OmniScriptum S.R.L publishing group

120 High Road, East Finchley, London, N2 9ED, United Kingdom
Str. Armeneasca 28/1, office 1, Chisinau MD-2012, Republic of Moldova, Europe
Managing Directors: Ieva Konstantinova, Victoria Ursu
info@omniscriptum.com

Printed at: see last page
ISBN: 978-620-8-53309-0

ÍNDICE DE CONTEÚDOS

DEDICAÇÃO 2

AGRADECIMENTOS 3

RESUMO 5

INTRODUÇÃO 6

PARTE I 8

PARTE II 26

CONCLUSÃO 34

REFERÊNCIAS 35

APÊNDICES 44

DEDICAÇÃO

À minha mãe ***BABATOUNDE Charlotte****, esta senhora de ferro, esta Amazónia, que sempre acreditou em mim. Muito obrigado pelo teu amor incondicional e pelas tuas orações. És uma fonte inesgotável de motivação. Não vos vou desiludir. Amo-vos a todos.*

Ao meu pai ***ADETOKOUN Emmanuel****, lutaste até ao fim. Obrigado pelos teus conselhos e encorajamento.*

Aos meus ***irmãos e irmãs*** *Fabrice, Bienvenu, Bernadette, Sabine, Marceline, Nathalie e Noélie. Sois uma fonte inesgotável de motivação. Não vos vou desiludir. Sois os melhores irmãos e irmãs do mundo.*

AGRADECIMENTOS

Gostaria de expressar a minha gratidão e apreço a :

- ***Professor Hassan Bismarck NACRO,*** *Presidente da Universidade Nazi Boni, muito obrigado por nos receber na sua Universidade;*
- ***Professor Abdoulaye DIABATE****, Diretor de Investigação no IRSS/Bobo-Dioulasso, Diretor do CEA/ITECH-MTV. É mais do que um modelo para os estudantes e uma referência no mundo da entomologia médica. Obrigado pela confiança que depositam nos vossos alunos e muito obrigado por nos acolherem;*
- ***Dr. Guiguigbaza-Kossigan DAYO****, Investigador Principal, Diretor-Geral do Centro Internacional de Investigação e Desenvolvimento da Pecuária em Zonas Sub-húmidas (CIRDES), muito obrigado por nos receber no seu centro de investigação;*
- ***Dr. Dari Yannick Frédéric Da****, Investigador Principal no IRSS-DRO, Coordenador Adjunto das actividades de investigação no CEA/ITECH-MTV. Obrigado pelo vosso apoio, conselhos e orientações;*
- ***Dr. Moussa NAMOUNTOUGOU****, professor catedrático da Universidade Nazi Boni, coordenador adjunto das actividades académicas do CEA/ITECH-MTV. Obrigado pelo vosso apoio, conselhos e orientação;*
- ***Dr. Michel GOMGNIMBOU****, Professor Associado de Biologia Molecular na Universidade Nazi Boni e orientador desta dissertação. Obrigado por ter partilhado connosco o seu tempo, a sua experiência e as suas competências. Tivemos a sorte de beneficiar dos seus ensinamentos;*
- ***Dr. Sié Hermann POODA****, Professor Catedrático da Universidade de Dédougou, investigador da Unidade de Doenças Vectoriais e Biodiversidade (UMAVeB) do CIRDES, por ter aceitado codirigir o meu estágio e por se ter disponibilizado para a realização deste trabalho. Obrigado por ter partilhado comigo o seu tempo, experiência e competências e pelo esforço que fez para melhorar a qualidade da redação desta tese. Aprendi muito convosco. Este trabalho é um bom exemplo do que me ensinou. Muito obrigado pelo sucesso deste trabalho;*
- ***Dr. Abel BIGUEZOTON****, Investigador do CIRDES, Chefe da Unidade de Doenças Transmitidas por Vectores e Biodiversidade (UMAVeB) do CIRDES, muito obrigado por nos receber na sua Unidade. Obrigado pelos vossos conselhos e orientações;*

❖ ***Dr. Ernest SALOU****, Professor Sénior na Universidade Nazi Boni, chefe da equipa de entomologia e controlo de vectores na Unidade de Doenças Transmitidas por Vectores e Biodiversidade (UMAVeB) no CIRDES. Obrigado por partilhar connosco o seu tempo, experiência e competências. Tivemos a sorte de beneficiar dos seus ensinamentos;*

❖ ***Dr. Soudah BOMA****, investigador no CIRDES, membro da equipa de entomologia e controlo de vectores da Unidade de Doenças Transmitidas por Vectores e Biodiversidade (UMAVeB) do CIRDES. Obrigado por partilhar o seu tempo, experiência e competências connosco;*

❖ ***Dr. Prudencìène A. AGBOHO****, Investigador Associado do CIRDES, membro da equipa de entomologia (mosca tsé-tsé) e controlo de vectores da Unidade de Doenças Transmitidas por Vectores e Biodiversidade (UMAVeB) do CIRDES. Obrigado por partilhar o seu tempo, experiência e competências connosco;*

❖ ***Dr. Razaki OSSE****, professor e investigador da Universidade Nacional de Agricultura da República da Coreia do Benim, pela sua ajuda durante toda a minha formação;*

❖ *Os* ***técnicos*** *do CIRDES, em particular Wilfrid YONI, Lassina SANOGO, Céné BILA e Issiaka BARRY, por me terem ajudado a concluir o meu trabalho;*

❖ *aos meus* ***colegas estagiários*** *do CIRDES, nomeadamente Armand LALEYE, Kassamba KOROTIMI e Liliane OUEDRAOGO;*

❖ *a todo o* ***pessoal da CIRDES*** *pelo bom ambiente de trabalho em que realizei o trabalho;*

❖ *Todos os* ***alunos do meu ano****, especialmente Armand LALEYE, Issac OUMAR, José N'TSOUKPOE, Sylvie YERBANGA e Gladys SANOU. Diverti-me muito e aprendi muito convosco. Seremos sempre uma família;*

❖ *ao* ***corpo docente e à equipa de gestão do CEA/ITECH-MTV****, pela riqueza e qualidade do seu ensino e pelos esforços desenvolvidos para proporcionar aos alunos uma formação de qualidade;*

❖ *Os meus* ***colegas*** *Bonnet vert, em Bobo-Dioulasso****, e*** *Kossam Lobam, em Ouagadougou, pela vossa assistência e conselhos preciosos;*

❖ *Aos* ***membros do Júri*** *por terem aceite, apesar das vossas funções, avaliar a qualidade desta obra. As vossas observações e críticas serão preciosas para melhorar este trabalho. É uma grande honra para vós contribuir com os vossos conselhos e recomendações para o aperfeiçoamento desta obra.*

❖ *a todos aqueles que, de uma forma ou de outra, contribuíram para a realização deste trabalho.*

RESUMO

A mosca tsé-tsé, um dos principais vectores de transmissão dos tripanossomas aos animais e aos seres humanos, constitui um obstáculo ao desenvolvimento da agricultura e da pecuária em África. Para ultrapassar este constrangimento, as actividades convencionais de supressão das populações de mosca tsé-tsé estão a revelar-se dispendiosas para as comunidades rurais pobres. Além disso, a utilização descontrolada de insecticidas químicos está a causar problemas ambientais. Por conseguinte, é necessário identificar métodos de controlo simples, pouco dispendiosos e respeitadores do ambiente. Com o objetivo de encontrar alternativas aos insecticidas químicos sintéticos para o controlo da mosca tsé-tsé vectora de tripanossomas animais, avaliámos o potencial inseticida de óleos essenciais por aplicação tópica na superfície dorsal do tórax e por contacto forçado com o tarso em machos de 1 dia de idade de todos os géneros de Glossina palpalis gambiensis no Centre International de Recherche - Développement sur l'Elevage en zone Subhumide (CIRDES). Um estudo das propriedades insecticidas dos óleos essenciais mostrou que estes eram eficazes contra Glossina palpalis gambiensis. Uma dose de 1µl de todos os óleos essenciais aplicada topicamente a machos de 1 dia de idade de Glossina palpalis gambiensis, todos gerais, resultou numa mortalidade de 100% após 24 horas. Os resultados deste estudo mostraram que estes óleos essenciais têm propriedades insecticidas interessantes contra Glossina palpalis gambiensis e poderiam ser utilizados como uma alternativa aos insecticidas químicos sintéticos.

Palavras chave : Glossina palpalis gambiensis, Tripanossoma animal, Óleos essenciais, CIRDES.

INTRODUÇÃO

Os insectos hematófagos, em particular as moscas tsé-tsé, os estomoxídeos e os tabanídeos, constituem uma ameaça para o desenvolvimento da pecuária na África subsaariana (Bouyer, F. E. 2015). Os efeitos nocivos destes insectos podem ser observados na perda de sangue do gado e na transmissão de agentes patogénicos que causam doenças virais, bacterianas ou parasitárias. A tripanossomíase animal africana é uma doença parasitária causada por parasitas do género Trypanosoma, transmitida pela mosca tsé-tsé (vetor biológico) e também por vectores mecânicos, como tabanídeos e estomodeiros (Solano et al., 2010). A prevalência da tripanossomíase animal africana continua a ser elevada na maior parte da África Subsariana, onde é considerada a mais importante doença transmitida por vectores, com um grande impacto na segurança nutricional (Simo et al., 2015). Causa perdas económicas que totalizam 4,75 mil milhões de dólares por ano (Swallow, 2000). O controlo de vectores tem sido tradicionalmente alcançado através da aplicação de insecticidas químicos, com base principalmente no uso de insecticidas convencionais, como organofosforados e piretróides (Zahran et al., 2017) no gado, por pulverização e banho (Bauer et al., 1995; Gimonneau et al., 2016; Vale et al., 2015). No entanto, a sua utilização maciça e contínua conduziu a vários inconvenientes, tais como efeitos secundários em organismos não visados e no ambiente, com o risco de contaminação ou acumulação no solo, na água e nos produtos colhidos. Tudo isto conduziu ao desenvolvimento de resistências nos insectos não visados e a riscos para a saúde dos utilizadores (Carlos, 2010). A utilização de extractos de plantas como insecticidas é conhecida há muito tempo. São as melhores alternativas porque têm menos impacto no ambiente (Gitaari et al., 2018). Para compensar a utilização maciça e descontrolada de insecticidas químicos, parece sensato encontrar métodos alternativos que tenham em conta os requisitos ambientais. Hoje em dia, a utilização de compostos vegetais com propriedades insecticidas e repelentes está a ter um renascimento no controlo de vectores (Akono et al., 2012). O potencial repelente e inseticida dos óleos essenciais tem mostrado resultados encorajadores contra pragas do algodão, Cymbopogon schoenanthus (Bokobana et al., 2014), Dysdercus voelkeri schmidt (Nadio et al., 2015); pragas do milho, Sitophilus zeamais Motsch e Rhyzopertha dominica (Ouedraogo et al, 2016; Felicia et al, 2018); vectores de Plasmodium, Anopheles funestus (Akono et al., 2012), larvas de Anopheles gambiae s. l. (Nkouandou et al, 2020), mosquitos em zonas tropicais (Abagli e Alavo, 2020); vectores de doenças animais, Stomoxys calcitrans (Bastien,2008 ; Savadogo et al,2016) ;

Glossina palpalis gambiensis (Bass et al.,2016 ; Yerbanga et al.,2016). No entanto, tanto quanto sabemos, não existem relatórios publicados sobre o efeito inseticida dos óleos essenciais no Burkina Faso contra as moscas tsé-tsé .O presente estudo foi, portanto, iniciado para examinar a eficácia dos óleos essenciais de seis (6) plantas locais, Cymbopogon citratus, Eucalyptus camaldulensis, Aloysia citriodora, Hyptis suaveolens, Lantana camara, Mentha piperita e combinações de óleos de quatro plantas, Cymbopogon citratus , Aloysia citriodora, Lantana camara e Mentha piperita (formulação Ac/Lc, formulação Cc/Mp, formulação Ac/Cc) para a proteção do gado contra as moscas tsé-tsé, os vectores responsáveis pelas tripanossomoses animais. Este relatório, que resume o nosso trabalho, está dividido em duas partes. A primeira parte é dedicada a uma revisão da literatura sobre a mosca tsé-tsé e a informações gerais sobre os óleos essenciais. A segunda parte apresenta os materiais e métodos, os resultados obtidos e a discussão.

PARTE I
INFORMAÇÕES GERAIS E REVISÃO DA LITERATURA

1 Informações gerais sobre a mosca tsé-tsé

1.1 Sistemática dos glossins.

As moscas tsé-tsé são insectos hematófagos pertencentes à subordem Brachyceres, à infraordem Cyclorrhaphes, à família Glossinidae e ao género Glossina. De acordo com a regra geral da sistemática, as moscas tsé-tsé são classificadas da seguinte forma

Reino Animal

Filo Artrópodes

Classe Insectos

Ordem Diptera

Subordem Brachycera

Família Glossinidae

Género Glossina

Dentro do género Glossina, foram distinguidos três grupos ou subgéneros (Hoare, 1972):

- O subgénero Austenina ou grupo fusca (treze espécies e quatro subespécies), quase todas presentes nas florestas tropicais ou nas galerias florestais largas e densas da África Equatorial;

Espécie Subespécie

G. fusca G. fusca congolensis

G. fusca fusca

G. nigrofusca G. nigrofusca hopkinsi

G. nigrofusca nigrofusca

G. brevipalpis

G. frezili

G. fuscipleuris

G. haningtoni

G. longipennis

G. medicorum

G. nashi

G. schwetzi

G. severini

G. tabaniformis

G. vanhoofi

- O **subgénero Nemorhina** (Robineau-Desvoidy, 1830) ou "grupo palpalis" (cinco espécies e sete subespécies), geralmente ribeirinho, encontra-se principalmente na vegetação densa que ladeia os cursos de água ou que vive em bosques peri-domésticos na África Central e Ocidental;

Espécie Subespécie
Glossina palpalis
Glossina palpalis gambiensis
Glossina palpalis palpalis
Glossina fuscipes
Glossina fuscipes fuscipes
Glossina fuscipes martinii
Glossina fuscipes quanzensis
Glossina palliicera
Glossina pallicera pallicera
Glossina pallicera newsteadi
Glossina tachinoides Glossina caliginea

- O **subgénero Glossina s. str.** (Zumpt, 1935) ou "grupo dos morsitanos" (cinco espécies e três subespécies) encontra-se em savanas arborizadas e matagais densos, principalmente em áreas com gado ou vida selvagem abundantes, e distribui-se por todo o continente africano.

Espécie Subespécie

Glossina

Glossina morsitans morsitans

Glossina morsitans centralis

Glossina morsitans submorsitans
Glossina austeni
Glossina pallidipes

Glossina longipalpis
Glossina swynnertoni
Das espécies de tsé-tsé acima mencionadas, **Glossina palpalis gambiensis**, pertencente ao grupo Palpalis, é o objeto do nosso estudo.

1.2 Morfologia da mosca tsé-tsé

Morfologicamente, as moscas tsé-tsé são alongadas, robustas, de cor castanho-escura e podem ser reconhecidas pela célula medico-discal em forma de eixo nas asas. Ambos os sexos são hematófagos e a fêmea deposita as pupas, o que constitui uma caraterística biológica da mosca tsé-tsé. A mosca tsé-tsé é sempre castanha ou cinzenta, por vezes com um toque de rosa ou vermelho avermelhado. O corpo tem geralmente manchas claras e escuras, o que torna o inseto difícil de distinguir quando está pousado na casca de uma árvore, numa rocha ou no chão. Em repouso, a mosca tsé-tsé tem normalmente um aspeto bastante esguio, porque as suas asas estão dobradas uma sobre a outra, em vez de se estenderem para o exterior em ângulo com o corpo, como é o caso das moscas domésticas e da maioria dos califorinos. Imediatamente após uma refeição de sangue, o abdómen da mosca tsé-tsé fica inchado, arredondado e vermelho. Os machos são geralmente mais pequenos do que as fêmeas. O abdómen apresenta geralmente manchas escuras sobre um fundo amarelo claro. Os tarsos das patas traseiras têm apenas os dois últimos segmentos cobertos de pêlos pretos (conhecidos como "meias"). Os órgãos genitais masculinos apresentam as forfículas superiores muito inchadas no ápice, unidas por uma membrana conjuntiva reduzida. Os órgãos genitais femininos são constituídos por um par de placas anais fundidas e uma placa esternal. O corpo é constituído por três partes principais: a cabeça, o tórax e o abdómen (Hamidou, H. T. ,2020).

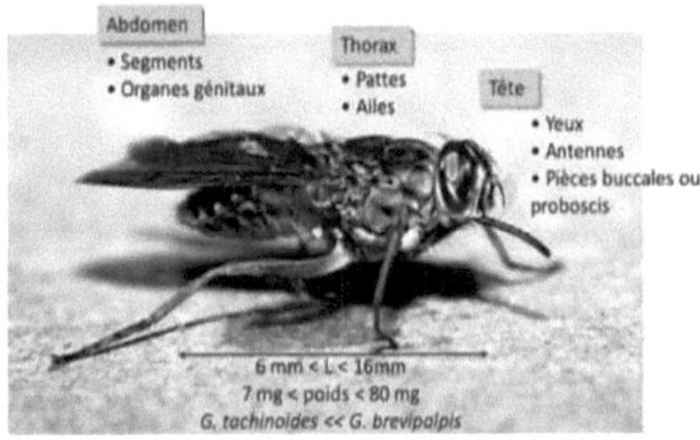

Figura 1: Fotografia de uma mosca tsé-tsé (fonte: Pascal Grebault, 2015)

1.3 Biologia da mosca tsé-tsé

1.3.1 A ecologia da mosca tsé-tsé

Os Glossinidae são considerados Diptera muito evoluídos, caracterizados por um ciclo reprodutivo único. Juntamente com os Hyppoboscidae, Streblidae e Nycteribiidae, formam o grupo pupárial (Itard et Cuisance, 2003) e são as únicas espécies animais capazes de dar à luz uma larva que, sem se alimentar no ambiente externo, se desenvolverá num adulto após a pupação. Isto é possível graças a uma alimentação hematófaga (rica em energia). Têm um órgão semelhante ao útero dos mamíferos, que também contém glândulas lactíferas que permitem que as larvas sejam "amamentadas" no útero. A maioria das espécies de tsé-tsé voa durante o dia e os seus movimentos limitam-se à procura de alimentos, de locais de repouso e de fêmeas para os machos. Uma mosca tsé-tsé voa durante cerca de trinta a cinquenta minutos por dia para os machos e apenas cinco minutos para as fêmeas (Bouyer, 2009). A mosca tsé-tsé passa, portanto, a maior parte do tempo nos seus locais de repouso, que são a parte inferior dos ramos ou dos galhos, os buracos, a parte inferior das grandes raízes das árvores e, de um modo geral, os locais bastante próximos do solo. Vários factores climáticos (temperatura, humidade ou higrometria e luz) influenciam a vida da mosca tsé-tsé. A temperaturas inferiores a 16-17°C, as moscas tsé-tsé não podem levar uma vida ativa normal. A temperaturas superiores a 38°C, são produzidas lesões letais nos adultos, e as pupas não suportam temperaturas de 32°C. A temperatura mínima para que as pupas se desenvolvam normalmente não deve ser inferior a 16°C (Pollock, 1982). O ótimo higrométrico varia de 50% a 60% para as espécies da savana e de 65% a 85% para as espécies da floresta e da galeria florestal (ltard, 1986).

1.3.2 Nutrição da mosca tsé-tsé

Na mosca tsé-tsé, ambos os sexos são hematófagos, com preferências que variam consoante a espécie. Os machos empanturram-se aproximadamente de 4 em 4 dias, enquanto as fêmeas fazem 3 refeições durante a gestação: uma imediatamente antes da muda intra-uterina entre o segundo e o terceiro estádios larvares, a segunda num momento variável e a última logo após a larviposição (Itard et Cuisance 2003). Glossina palpalis gambiensis alimenta-se dos seguintes hospedeiros: lagartos-monitores e crocodilos, que vivem permanentemente perto da água; gado e javalis, que estão disponíveis de vez em quando para beber; e humanos, quando visitam habitats de tsé-tsé para pescar, lavar, cortar lenha ou cultivar jardins perto de cursos de água (Pollock, 1996).

1.3.3 Distribuição geográfica

A distribuição da mosca tsé-tsé está estimada em 10 milhões de km^2 na África intertropical (Moloo, 1993). As moscas tsé-tsé encontram-se entre o paralelo $^{15°}$ Norte e o paralelo $^{30°}$ Sul na África Oriental e o paralelo $^{20°}$ Sul na África Ocidental e Central. A área de distribuição da mosca tsé-tsé não é uniforme e existem vastas regiões onde a mosca tsé-tsé é desconhecida, particularmente na África Oriental (Moloo, 1993).

1.3.4 O ciclo de vida da mosca tsé-tsé.

A mosca tsé-tsé tem um ciclo de vida longo e complexo, que inclui uma longa fase larvar intra-uterina (3 estádios larvares que permanecem na posição uterina e são alimentados por uma glândula lactífera durante cerca de 10 dias), uma fase larvar no meio exterior que dura apenas algumas horas, seguida de uma rápida pupação a uma profundidade de 2 a 8 cm no solo. O período de pupação, que inclui a transformação em larva IV e depois a metamorfose em adulto, é muito variável em função da temperatura (20 a 80 dias, consoante a estação e a espécie). Em média, dura 30 dias numa exploração a 25°C. Este período é 2 a 4 dias mais curto nas fêmeas (Itard 1986, 2000; Cuisance 2001). A eclosão ocorre por rutura do pupário numa fenda circular (daí o nome Cyclorrhaphes dado à mosca tsé-tsé), por dilatação rítmica do ptilinum, o que também facilita a emergência do solo. Em seguida, o ptilinum reinvagina-se e a mosca abre as asas, insufla o abdómen e eleva a probóscide para uma posição horizontal. A quitina endurece em algumas horas, mas a mosca tsé-tsé teneral ("tener" = tenro), que voa rapidamente, é ainda frágil. A sua vitalidade depende das reservas de gordura que lhe restam e que, por sua vez, dependem da abundância de hospedeiros alimentares para a sua mãe e da duração da pupação. A primeira refeição de sangue será utilizada para desenvolver a musculatura durante uma fase "imatura" que dura 7 dias no macho e 10 dias na fêmea. A fêmea acasala antes de 4 dias e geralmente recusa-se a acasalar depois disso, armazenando o esperma em duas espermatecas. Esta observação conduziu à utilização da técnica do macho estéril, que consiste em libertar machos criados em laboratório e irradiados em quantidades pelo menos iguais ou superiores a 10 vezes as dos machos selvagens, após a redução inicial da população selvagem através de técnicas convencionais (Cuisance e Itard 1973; Cuisance et al., 1979; Cuisance et al., 1984). A primeira larvação ocorre por volta do ^{18º} dia, depois a cada 10 a 11 dias, diminuindo o intervalo com a temperatura (0,5 d/°C). A taxa de aborto é baixa em condições naturais (1,6 a 1,9%) e aumenta com o stress (Cuisance, 2001). As fêmeas vivem mais tempo do que os machos e foram registados registos de 7 a 9 meses em G. palpalis em condições naturais. No entanto, a esperança de vida é geralmente inferior a 80 dias e o número médio de crias por fêmea é de 5 ou 6 dias, o que é muito baixo. O tamanho das crias diminui com a ordem da ninhada (De Deken et al., 1997) e com a dureza das condições ambientais, enquanto as tsé-tsé pequenas são menos resistentes ao stress térmico e higrométrico (Buxton, 1955).

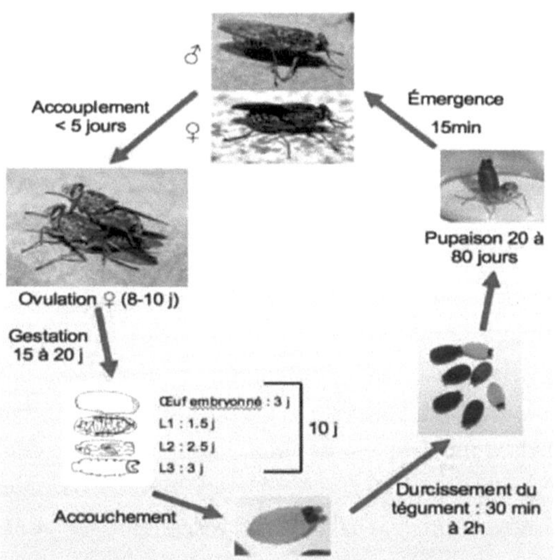

Figura 2: Diagrama do ciclo de desenvolvimento da mosca tsé-tsé.
Crédito da fotografia: J. Janelle, 2004

1.4 Impacto económico da mosca tsé-tsé em África

Em África, os impactos diretos e indirectos da mosca tsé-tsé e da tripanossomíase causam uma perda anual estimada em 4,5 mil milhões de dólares. Os impactos incluem a redução da produtividade do gado, a migração humana, efeitos negativos na gestão do gado, mas também na produção agrícola, na utilização dos solos, no funcionamento dos ecossistemas e no bem-estar humano. A mosca tsé-tsé e a tripanossomíase afectam a saúde humana, a saúde do gado e o desenvolvimento rural em todo o continente, constituindo um desafio fundamental para o desenvolvimento rural em África. As tripanossomoses africanas representam um grupo importante de parasitoses que afectam tanto os seres humanos como os animais. São causadas por tripanossomas, transmitidos principalmente pela mosca tsé-tsé (Diptera: Glossinidae). Nos seres humanos, a doença conduz inevitavelmente à morte se não for tratada. Embora a doença do sono seja uma das doenças negligenciadas da atualidade, as tripanossomoses animais africanas (TAA) que afectam o gado representam um grande obstáculo ao desenvolvimento de uma agricultura sustentável nas zonas húmidas e sub-húmidas da África Subsariana. Cerca de 60 milhões de ruminantes estão em risco (FAO, 2002). As consequências diretas da doença incluem a redução da produção de leite e de carne, a mortalidade, o aumento de peso, o rendimento dos animais de tração e os custos dos programas de controlo, estimados entre 600 milhões e 1,2 mil milhões de dólares por ano (FAO, 1994). Os efeitos indirectos da doença no gado são examinados em termos de tração animal, escolha de raças, dimensão e estrutura do rebanho e migração.

1.5 Métodos de controlo

As moscas tsé-tsé são simultaneamente vectores e reservatórios de tripanossomas (Solano et al., 2018). O controlo dos vectores permite reduzir a transmissão dos tripanossomas, diminuindo a densidade das moscas e, ao mesmo tempo, eliminando parte do reservatório de TAA. Esta estratégia faz todo o sentido dada a inexistência de uma vacina e as dificuldades associadas a outros métodos de combate ao TAA. Alguns autores consideram-na a forma mais sustentável de eliminar as tripanossomoses (Bouyer et al., 2010). O MIP pode ser efectuado através de vários métodos, divididos em dois grandes grupos: **métodos não químicos e métodos químicos.**

1.5.1 Métodos não químicos

Estas incluem o controlo ecológico, o controlo biológico, o controlo mecânico e o controlo genético.

Controlo ecológico: consiste na destruição do habitat da mosca tsé-tsé através do desbaste da floresta e do abate de hospedeiros selvagens, que são os hospedeiros preferidos da mosca tsé-tsé. Estas técnicas foram bem sucedidas no seu tempo, mas foram abandonadas na década de 1970, principalmente devido às consequências ecológicas nefastas (Solano et al., 2018). Esta técnica revelou-

se ineficaz na medida em que a mosca tsé-tsé, na ausência dos seus hospedeiros preferenciais aos quais lhes é negado o acesso, consegue adaptar-se a animais de outras espécies para se alimentar do seu sangue, aumentando assim o número de espécies animais que têm de ser destruídas. Este método dispendioso, destrutivo do ponto de vista ambiental e moderadamente eficaz é atualmente inaceitável, uma vez que estão disponíveis meios mais eficazes e respeitadores do ambiente.
Controlo biológico: envolve a utilização de predadores e parasitas naturais da mosca tsé-tsé. Estes são principalmente insectos: aranhas, dípteros (azilídeos) e vespas fossoriais predam as moscas tsé-tsé adultas; formigas, aves e mangustos predam as pupas. Os nemátodos e os artrópodes são parasitas dos adultos (Atrevy, 1978), enquanto certos himenópteros e dípteros parasitam as pupas (Bussieras e Chermette, 1991). A eficácia deste método de controlo exige que os organismos inimigos e os insectos-alvo não pertençam à mesma zona geográfica ou ecológica (Leak, 1999). Atualmente, este método não tem aplicação prática. A investigação está a centrar-se em Bacillus sp. e nas suas toxinas, que se pensa serem utilizadas para regular as populações de mosca tsé-tsé. Esta bactéria e as suas toxinas não têm qualquer efeito sobre vertebrados ou artrópodes não visados (Maillard et Provost, 1975).

Luta mecânica: consiste na colocação de armadilhas ou de ecrãs impregnados de inseticida, como a armadilha bicónica (Chalier e Laveissière, 1973), a armadilha monocónica de Vavoua (Laveissière e Grébaut, 1990), a armadilha monocónica de Lancien (Lancien, 1981) e o ecrã de Laveissière et al, 1987.

Controlo genético por esterilização: consiste na libertação de machos fisicamente esterilizados por radiação gama ou quimicamente esterilizados com afóxido ou metafóxido. Quando a densidade da mosca tsé-tsé é significativamente reduzida após a utilização dos métodos acima descritos em áreas isoladas que não foram sujeitas a reinvasão, a técnica dos insectos estéreis é utilizada para erradicar a mosca tsé-tsé "libertando machos estéreis". Este é o método biológico mais utilizado. Baseia-se no facto de, em princípio, as moscas fêmeas só aceitarem um acasalamento. Se este acasalamento for efectuado com um macho estéril, a fêmea nunca produzirá descendência (Solano et al., 2018). Trata-se de uma técnica específica e não poluente. Os machos de mosca tsé-tsé são esterilizados quimicamente ou por radiação ionizante (por exemplo, raios X) antes de serem libertados em grande número. Foi utilizada para eliminar a mosca tsé-tsé na ilha de Zanzibar e está a ser utilizada no Senegal desde 2013 (Solano et al., 2018). Este método deu muito bons resultados na zona agro-pastoril de Sidéradougou no Burkina Faso (Hargrove e Langley, 1990), mas a necessidade de produção em massa e a utilização de radioatividade dificultam a sua aplicação e a sua eficácia não é imediata (Bouyer et al., 2009, Solano et al., 2018, Vreysen et al., 2013).

1.5.2 Métodos químicos

Podem ser utilizados vários métodos para o controlo químico:

A pulverização terrestre com **insecticidas** residuais, que deve durar mais tempo do que o período de pupação, foi o método mais utilizado de 1945 até aos anos setenta. Este método é lento e pode causar problemas de poluição temporária (Cuisance, 1992). Além disso, o custo deste método é elevado e as moléculas utilizadas (diclorodifeniltricloroetano (DDT), dieldrina) foram condenadas pelos oficiais de justiça1 devido à sua persistência e, por conseguinte, à sua possível acumulação nas cadeias tróficas; assim, os tratamentos residuais, terrestres ou aéreos, desapareceram quase completamente.

A pulverização sequencial com aerossóis não abrasivos tem sido utilizada em zonas planas e abertas de savana. Foram limpas grandes áreas (Nigéria, Zimbabué, Camarões), mas poucas foram salvas devido a reinvasões. Os tratamentos consistem em cinco a seis tratamentos noturnos, com um intervalo de dez a quinze dias. Só são possíveis em zonas com vegetação aberta, que não sejam montanhosas, e onde haja uma inversão de temperatura suficiente durante a noite para permitir que as gotículas de inseticida penetrem na vegetação nos locais de repouso noturno da mosca tsé-tsé. Apesar da sua grande eficácia, as condições de aplicação destes métodos fazem com que, atualmente, sejam raramente utilizados.
Armadilhas e ecrãs impregnados: a partir de 1974, o abandono dos insecticidas residuais e o avanço dos conhecimentos sobre a biologia da tsé-tsé, nomeadamente sobre os atractivos visuais e olfactivos, conferiram à armadilhagem um papel preponderante, reforçado pelo aparecimento dos piretróides de síntese (efeito de contacto do raio). Estes métodos são atualmente muito utilizados, estando disponível toda uma gama de armadilhas mais ou menos específicas e de telas de tecido (azul/preto). As armadilhas podem ser impregnadas de moléculas insecticidas ou esterilizantes (miméticas das hormonas juvenis ou inibidoras da muda). Estas armadilhas permitiram grandes progressos (método simples, rápido e não poluente), mas estão sujeitas a grandes limitações em termos de instalação e de manutenção.
Vários autores descreveram os bons resultados obtidos com estes métodos de

armadilhagem e impregnação de telas (Laveissière et al, 1980; Dagnogo e Gouteux, 1983; Mérot et al, 1984; Mawuena e Yacnambe, 1988; Lancien, 1991; Cuisance et al, 1994). No entanto, estas medidas não conduzem geralmente à erradicação da tsé-tsé, mas sim ao seu controlo, pelo que será necessário manter uma abordagem a muito longo prazo.

A eficácia destes métodos varia de uma espécie de mosca tsé-tsé para outra; as impregnações têm de ser renovadas e o equipamento é vulnerável ao roubo, ao desgaste e à destruição pelo clima ou pelos animais. Além disso, as armadilhas são muito menos atractivas para a mosca tsé-tsé do que para o gado. Assim, se as moscas tsé-tsé forem fortemente atraídas pelo gado, este último pode funcionar como "armadilhas vivas".

Impregnação com inseticida: no domínio veterinário, a impregnação com inseticida das peles dos animais transforma-os em "armadilhas vivas" (por banho, pulverização, aplicação em líquido ou tratamento epicutâneo). Este método, altamente eficaz contra a maioria dos artrópodes que picam, é muito popular entre os criadores de gado africanos. Para o controlo da mosca tsé-tsé, as aplicações Pour On são um bom complemento para outros métodos de controlo, tais como telas e/ou armadilhas impregnadas de inseticida. São bem recebidas pelos agricultores, que podem ver rapidamente que são eficazes, o que facilita a sua adoção (Bouyer et al., 2004).

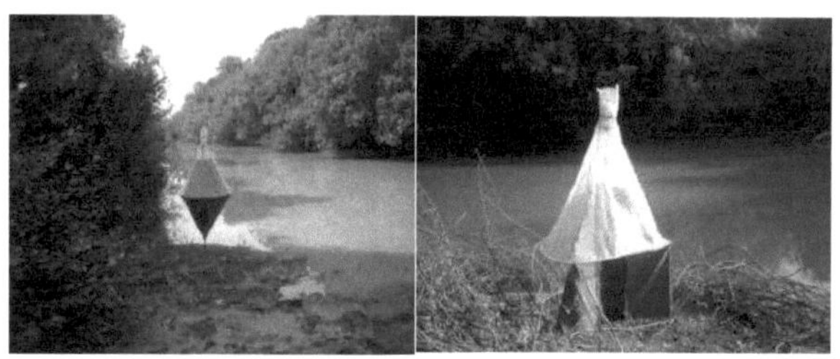

A armadilha bi-cónica de Challier Laveissière (1973)

A armadilha monocónica de Vavoua (1990)

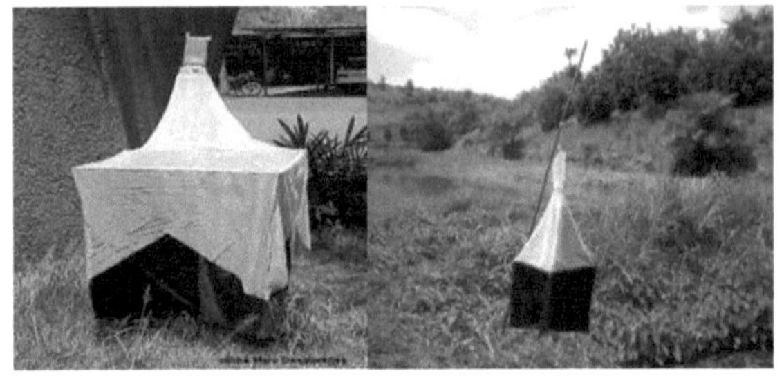

A armadilha do ecrã gotejante (1986)
A armadilha monocónica de Lancien (1981)

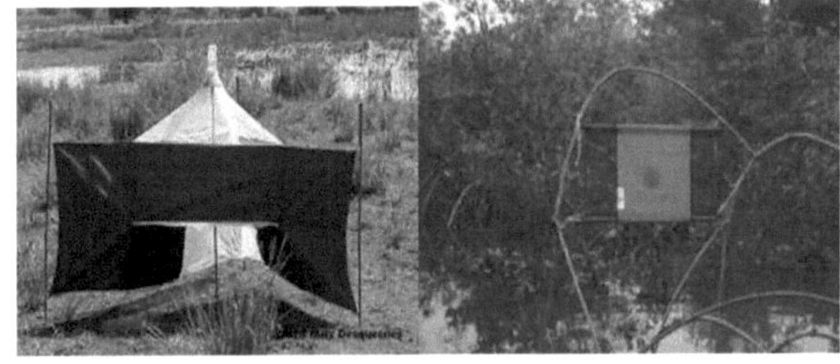

A armadilha de Nzi (1996)

Reduzido ecrã

Figura 3: Controlo com armadilhas e telas impregnadas. Fonte: (Salou et Rayaisse., 2019)

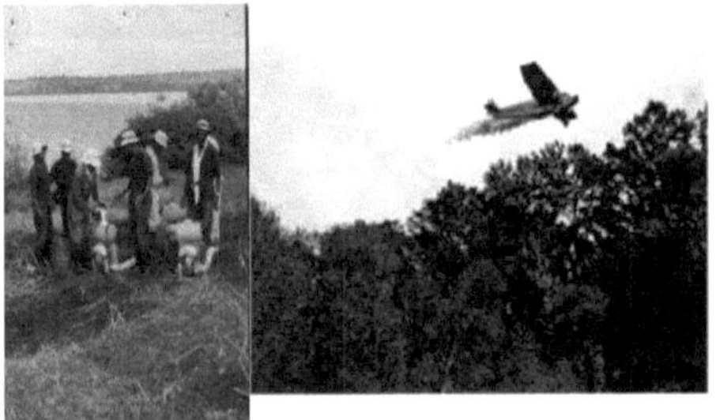

Pulverização no solo
Pulverização aérea

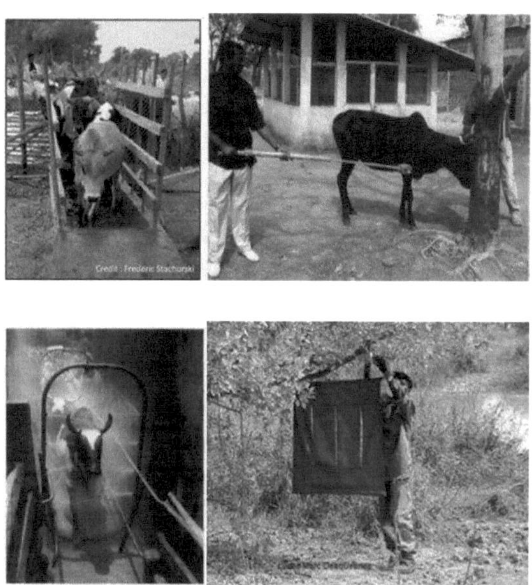

Banho de pés Pulverização Para no banho
Inseticida impregnado em tela
Figura 4: Controlo direto. Fonte: (Salou e Rayaisse, 2019)

2 Informações gerais sobre os óleos essenciais

2.1 Definição de óleos essenciais

O termo "óleos essenciais" é um termo genérico para os componentes líquidos altamente voláteis das plantas, marcados por um odor forte e caraterístico. Os óleos essenciais contêm um número considerável de famílias bioquímicas (hemotipos), incluindo álcoois, fenóis, ésteres, óxidos, cumarinas, sesquiterpenesterpenóis, cetonas e aldeídos (https://www.clicours.com/extraction-des-hes-par- hydrodistillation-and-yield/). Como se pode ver, não são constituídos por ácidos gordos ou por qualquer outra substância gordurosa. É importante distinguir entre óleos essenciais e óleos vegetais. Os óleos essenciais são, por definição, metabolitos secundários produzidos pelas plantas como meio de defesa contra as pragas fitófagas. Os óleos essenciais são obtidos por expressão (reservada aos citrinos) ou por destilação a vapor. Os terpenos (principalmente monoterpenos) constituem a maior parte (cerca de 90%) destes componentes. Estes extractos contêm em média 20 a 60 compostos, a maior parte dos quais são moléculas pouco complexas (como os monoterpenos e os sesquiterpenos). Reconhece-se que o efeito destes compostos puros pode ser diferente do obtido a partir de extractos de plantas. São voláteis e solúveis no álcool e no óleo, mas não na água.

Aloysia citrodora

Reino: Plantae **Divisão:**Magnoliophyta **Classe:** Magnoliopsida
Ordem: Lamiales **Família:** Verbanaceae **Género:** Aloysia

Figura 5:Aloysia citriodora

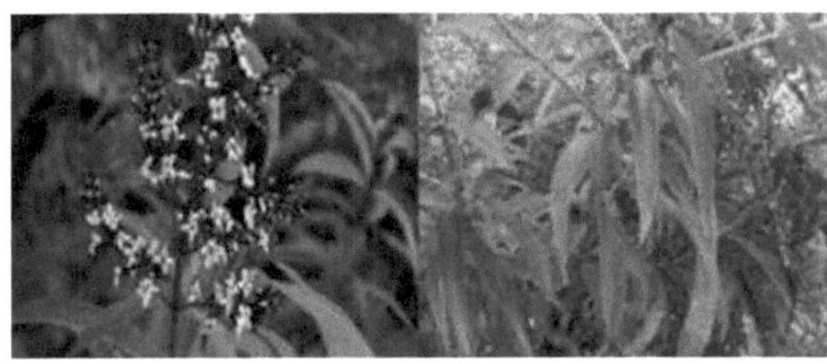

Fonte : Image.google.fr

Espécies: Aloysia citriodora Palau, 1784

A verbena perfumada, Aloysia citriodora, é um subarbusto perene da família Verbenaceae (Lenoir, 2011) que mede de 1,50 a 3,00 m de altura (De Figueiredo et al., 2002). Os caules são angulosos, canelados, com ramos rectos e ramificados (Cheurfa et Allem, 2015), com folhas alongadas, verde-pálidas, com 3 a 7 centímetros de comprimento e 1 a 2 centímetros de largura, espiraladas em três ou quatro nos caules, com pecíolos muito curtos, ásperas ao tato. Quando amassadas, libertam um odor caraterístico a limão. As flores compridas, dispostas em espiga, têm quatro pétalas fundidas na base num tubo e distribuem-se em quatro lóbulos bicolores: brancos no exterior e azuis arroxeados no interior (Ghédira e Goetz, 2017).

Lantana Camara L. (Lantana) Reino: Plantae

Divisão: Magnoliophyta
Classe: Magnoliopsida

Ordem: Lamiales **Família:** Verbanaceae **Género:** Lantana
Espécies : Lantana camara

Figura 6:Lantana camara

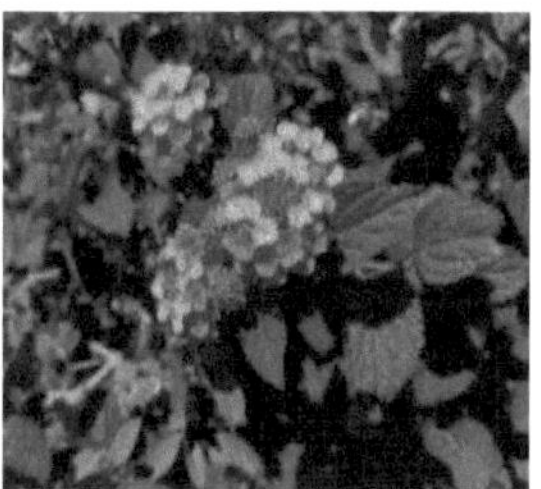

Fonte : Image.google.fr

A Lantana é um pequeno arbusto perene da família Verbenaceae, originário das regiões tropicais, nomeadamente da Índia ocidental. Está adaptada a climas subtropicais ou tropicais, mas também pode ser cultivada em climas mais amenos (Huynh, 2009), e compreende cerca de 150 espécies (Ghisalberti, 2000).

Eucalipto camaldulensis

Reino : Plantae
Divisão: Magnoliophyta **Classe:** Magnoliopsida **Ordem:** Myrtales
Família: Myrtacae
Género: Eucalipto
Espécie: Eucalyptus camaldulensis Dehnh, 1832

Figura 7:Eucalyptus camaldulensis

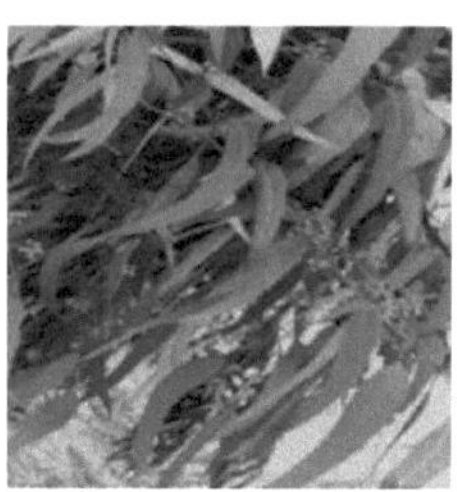

Fonte : Image.google.fr

O eucalipto é uma árvore muito bonita, com 30 a 35 m de altura e até 100 m no seu ambiente natural (Traore, 1991). Os eucaliptos têm folhas sempre verdes, coriáceas e sem pêlos, que variam consoante a idade dos ramos. Os ramos jovens apresentam folhas largas e curtas, opostas, sésseis, ovais, branco-azuladas e cerosas, com lâmina verdadeiramente estriada. Galhos mais velhos:

apresentam folhas aromáticas, falcadas, com 12 a 30 cm de comprimento, estreitas, pontiagudas, grossas, verde-escuras, de caule curto, alternas e pendentes verticalmente (Goetz e Ghedira, 2012).

Hyptis suaveolens

Reino : Plantae

Divisão: Magnoliophyta **Classe:** Magnoliopsida **Ordem:** Lamiales **Família:** Lamiacea

Género : Hyptis

Espécies: Hyptis suaveolens (L.) Poit, 1806

Figura 8: Hyptis suaveolens

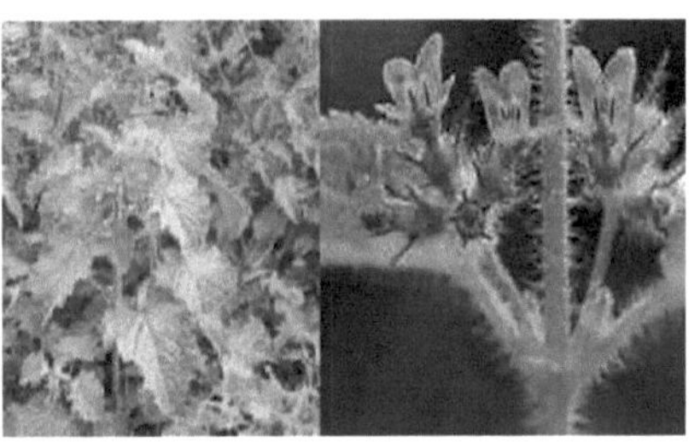

Fonte : Image.google.fr

A Hyptis suaveolens é uma erva muito aromática que atinge cerca de 2 m de altura (Parsons Cuthbertson, 1992). Cresce geralmente em zonas abertas e em solos bem drenados. Na região do Sudão, encontra-se por vezes nas bermas das estradas, à volta das aldeias e nas culturas durante os primeiros anos de pousio (Kerharo, 1974).

Cymbopogon citratus

A posição sistemática do Cymbopogon citratus é a seguinte

Reino : Plantae

Divisão: Magnoliophyta **Classe:** Liliopsida **Ordem:** Cyperales **Família:** Poacae

Género: Cymbogon

Espécies: Cymbopogon citratus (DC.) Staf, 1906

Figura 9:Cymbopogon citratus

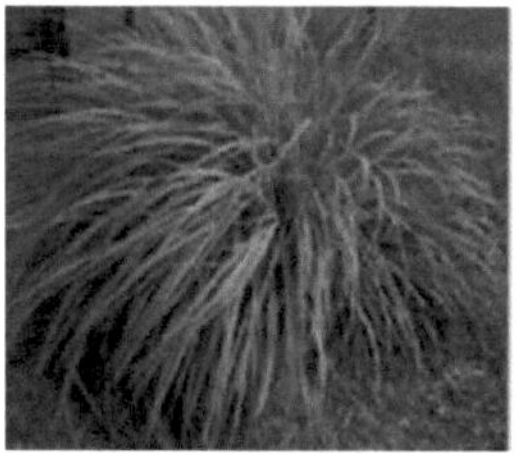

Fonte : Image.google.fr

A erva-cidreira C. citratus pertence à família Poaceae, que compreende cerca de 660 géneros e 9.000 espécies (Clayton, 1968). A C. citratus é uma erva perene, não ramificada, com aroma a limão, que cresce em tufos densos. As folhas são isoladas, verde-claras, pubescentes, fortemente perfumadas, com pontas longas, em forma de bainha durante parte do seu comprimento, com margens hialinas formadas por numerosos dentes pequenos dirigidos para o ápice; a parte subterrânea é constituída por um bolbo ou rizoma. Caule florido com numerosos ramos que terminam em cachos de espigas esverdeadas. A reprodução faz-se por rizomas (Nacoulma OG, 1996).

Mentha piperita

A posição sistemática de Mentha piperita Linné, 1753 é a seguinte

Reino: Plantae **Divisão:** Angiospermas **Classe:** Magnoliopsida **Ordem:** Lamiales **Família:** Lamiaceae
Género : Mentha
Espécies: Mentha piperita (Linné, 1753).

Figura 10:Mentha piperita

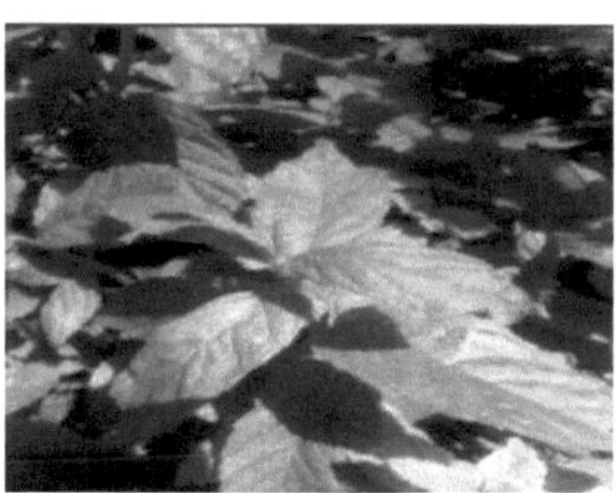

Fonte : Image.google.fr

A menta, do nome latino Mentha, é uma planta perene, herbácea, indígena e muito perfumada, pertencente à família das Lamiaceae (Jahandiez et Maire, 1932). Desde a Antiguidade, a hortelã é utilizada numa infinidade de aplicações e desempenha um papel importante na terapêutica. Estimulante difusível, mas também sedativo difusível, a hortelã é muito eficaz contra o nervosismo e os diversos sintomas nervosos. Em termos de princípios químicos, a maior parte das espécies de hortelã devem o seu odor e a sua atividade aos seus óleos essenciais ou essências de hortelã (Il Idrissi, 1982). A hortelã-pimenta é uma planta perene com um rizoma que se agarra ao solo e se propaga por estolhos. As suas folhas têm 4 a 10 cm de comprimento, são ovais, verde-escuras, com tonalidades avermelhadas ao sol e vermelho-acobreadas à sombra. São cobertas por pêlos secretores grandes e arredondados, nos quais se acumulam substâncias odoríferas voláteis. Os caules são arroxeados e de secção quadrada (Bruneton, 2009).

2.2 Atividade inseticida dos óleos essenciais: mecanismos de ação .

Sabe-se relativamente pouco sobre o modo de ação dos óleos essenciais nos insectos (Bekele et al., 2001; Isman, 2000). Os óleos essenciais têm um efeito fisiológico nos insectos através dos seus efeitos antiapetentes, afectando o crescimento, a muda, a fecundidade e o desenvolvimento de insectos e ácaros. Os trabalhos de Keane et al (1999) mostraram que os monoterpenos inibem a colinesterase. Pensa-se que os óleos essenciais actuam fisicamente de forma direta sobre a cutícula dos artrópodes de corpo mole. Isman (2000) coloca esta hipótese porque vários óleos essenciais parecem ser mais eficazes nos artrópodes de corpo mole. A octopamina é um neuromodulador específico dos invertebrados: esta molécula tem um efeito regulador sobre os batimentos cardíacos, a motricidade, a ventilação, o voo e o metabolismo dos invertebrados. Enan (2000) e Isman (2000) associaram a aplicação do eugenol, do alfa-terpineol e do álcool cinâmico ao bloqueio dos locais de aceitação da octopamina. Enan (2005) também demonstrou um efeito da tiramina, outro neurotransmissor dos insectos. Em geral, sabe-se que os óleos essenciais são neurotóxicos agudos que interferem com os transmissores octopaminérgicos nos artrópodes. Por conseguinte, estes óleos não são muito tóxicos para os animais de sangue quente.

2.3 História da utilização de óleos essenciais

Conhecidos pelas suas poderosas propriedades terapêuticas e utilizados há milhares de anos na China, Índia, Médio Oriente, Egito, Grécia, América Latina (Aztecas, Maias, Incas) e África, os óleos essenciais foram esquecidos na Idade Média (https://cyrusmagnetiseur.jimdofree.com/aromath%C3%A9rapie/). Nesta altura, a Europa viveu um regresso à barbárie, com um declínio geral do conhecimento. Só com a chegada dos árabes é que a medicina vegetal voltou a florescer e as plantas voltaram a ocupar um lugar de destaque no arsenal terapêutico da época. Os extractos de plantas são utilizados há muito tempo como insecticidas. Em certas regiões da África negra, as folhas de tabaco misturadas com água eram utilizadas para combater os mosquitos. Em Marrocos, a utilização de plantas contra as invasões de mosquitos é uma prática muito comum, sobretudo nas zonas rurais.

SEGUNDA PARTE
O NOSSO ESTUDO

3 Questão de investigação e hipótese

3.1 Questões para investigação

Quais são os efeitos dos óleos essenciais na mosca tsé-tsé?
Que suporte têxtil garante a melhor persistência dos ingredientes activos dos óleos essenciais?

3.2 Hipóteses de investigação

Os óleos essenciais têm propriedades insecticidas contra a mosca tsé-tsé.
Os papéis Whatman garantem que os ingredientes activos dos óleos essenciais duram mais tempo.

3.3 Objectivos do estudo

3.3.1 Objetivo geral

O objetivo geral deste estudo é avaliar a eficácia dos óleos essenciais na proteção do gado contra a mosca tsé-tsé, o vetor dos tripanossomas animais.

3.3.2 Objectivos específicos

Os objectivos específicos do estudo são :

- Testes laboratoriais da toxicidade de óleos essenciais em adultos de Glossina palpalis gambiensis;
- Encontrar um suporte têxtil que garanta uma melhor persistência dos ingredientes activos dos óleos essenciais no laboratório.

4 Materiais e métodos

4.1 Material utilizado

O material biológico utilizado consistiu em moscas tsé-tsé e óleos essenciais. As moscas tsé-tsé utilizadas foram Glossina palpalis gambiensis, Vanderplanck (1949), provenientes do insectário CIRDES. As moscas tsé-tsé eram machos com um dia de idade, todos tenerais (não tendo ainda tomado uma refeição de sangue após a saída do pupário). A escolha dos machos foi motivada pelas exigências do insectário, sendo as fêmeas necessárias para a manutenção da colónia. Esta subespécie foi escolhida para este estudo devido à sua importância epidemiológica na África Ocidental. São principalmente vectores de tripanossomas animais (Trypanosoma vivax, Trypanosoma congolense, Trypanosoma brucei brucei) mas também do tripanossoma humano (Trypanosoma brucei gambiense) (Pollock, 1996). Os óleos essenciais foram testados no presente estudo devido à sua eficácia cada vez mais comprovada como insecticidas e repelentes de insectos. Os óleos essenciais foram obtidos por hidrodestilação, utilizando um aparelho do tipo Clevenger, a partir das folhas secas, separadamente, e depois a partir da sua mistura em proporções mássicas de 80% e 20%. Estes óleos essenciais foram fornecidos pelo laboratório de química e de substâncias naturais da Universidade Nazi Boni. Foram testados um total de 09 óleos essenciais de igual concentração.

Figura 11: Glossinas / óleos essenciais no frigorífico.

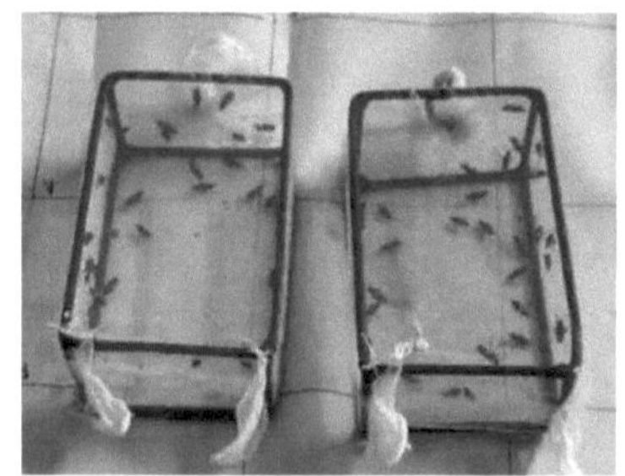

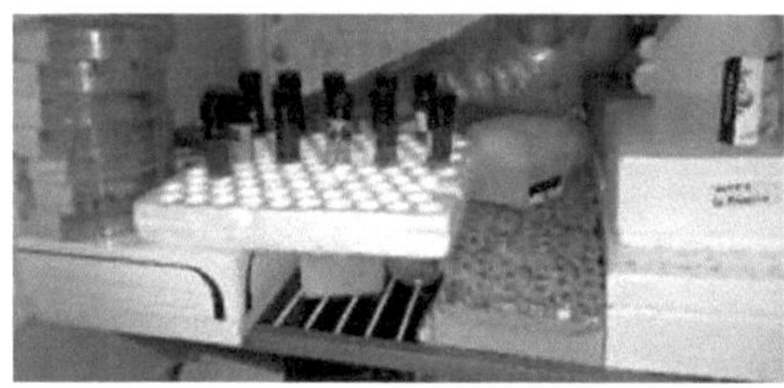

Fonte: Clichée Julien outubro de 2022

O material técnico era constituído por gaiolas de Roubaud, pinças macias, lamelas (Menzel.Glazer ; Deckglaser/cover slips ; 18x18m), papel de microfibra de vidro (labware, ref.FMVA47, Dim 47mm) , papel de filtro sem gordura (elvetec service ; ref.0032A00009, Dim: 150mm) , micropipeta tipo Gilson (pipetman 1 a 20ul), álcool 90°C, pares de luvas, termo-higrómetro, ar condicionado, frigorífico, cronómetro e gás CO2.

4.2 Metodologia

4.2.1 Avaliação da eficácia dos óleos essenciais em machos tenéricos de Glossina palpalis gambiensis em laboratório. Antes de cada manipulação, as moscas foram transportadas do insectário para a sala de testes, onde foram anestesiadas com CO2 durante 30 segundos e imediatamente expostas a água destilada (controlo negativo), a óleos essenciais (tratamentos) e a um pedaço de tela impregnado com inseticida (controlo positivo). O tempo de contacto com o tarso foi de 5 segundos, o que corresponde ao tempo médio de contacto entre as moscas tsé-tsé e as armadilhas e telas observado no terreno (Laveissière et al., 1985). A taxa de moscas tsé-tsé Knock Down (KD), ou seja, as que foram eliminadas, foi avaliada em diferentes momentos (30 min, 1 h, 2 h, 3 h, 4 h, 6 h) e a taxa de mortalidade às 24 h após a exposição. Para cada solução de teste, foram utilizadas 20 moscas macho e o teste foi repetido 3 vezes. Os testes foram efectuados em condições laboratoriais. A temperatura foi controlada diariamente e manteve-se relativamente constante em cerca de 27+/-2°C. A humidade era de 85%.

❖ Aplicação tópica de óleos essenciais na parte de trás do peito:

Foi aplicada uma microgota de 1µl de óleo bruto na superfície dorsal do tórax de cada mosca. As moscas tsé-tsé foram tratadas individualmente com uma micropipeta.

❖ Contacto forçado de Glossina palpalis gambiensis nas lamelas:

Depositámos 5µl de óleo bruto em 3,24cm^2 da lamela e, em seguida, utilizando a pinça macia, cada mosca anestesiada foi posta em contacto com a lamela tratada com tarsal durante 5 segundos.

❖ Contacto forçado de Glossina palpalis gambiensis em papel de microfibra de vidro e papel de filtro sem cinzas:

Impregnámos o papel de microfibra com 20ul de óleo cru em 7,38 cm^2 e o papel de filtro desengordurante sem cinzas com 20ul de óleo cru em 3,57cm^2, depois, com uma pinça macia, cada mosca anestesiada foi posta em contacto com o papel tratado pelos tarsos durante 5 segundos.

4.2.2 Locais de estudo

O nosso trabalho foi efectuado no laboratório de parasitologia do Centre International de Recherche-Développement sur l'Elevage en Zone Subhumide (CIRDES). O CIRDES é uma organização intergovernamental criada em substituição do Centre de Recherches sur les Trypanosomoses Animales, na sequência da assinatura de uma convenção em dezembro de 1991, que foi ratificada pelos Ministros responsáveis pela Pecuária dos cinco países membros do Conseil de l'Entente (Benim, Burkina Faso, Costa do Marfim, Níger e Togo). Outros países aderiram mais tarde, incluindo o Mali em 2002, a Guiné-Bissau em 2005 e a Guiné em 2013. Tem autonomia financeira e administrativa e personalidade jurídica internacional, e assinou um acordo de sede com o Burkina Faso em 12 de agosto de 1997. O Gana e a França são países associados da CIRDES. Os seus domínios de atividade são: melhoria da saúde e da produção animal; conservação dos recursos genéticos animais; preservação do ambiente; gestão integrada sustentável dos recursos agro-silvo-pastoris; formação, intercâmbios e transferência de tecnologias.

Tipo e período de estudo

Este estudo prospetivo decorreu de [1] de agosto de 2022 a 31 de janeiro de 2023.

População do estudo

A nossa população de estudo era constituída por Glossina palpalis gambiensis que preenchia os seguintes critérios:

Inclusão

Todas as moscas tsé-tsé foram incluídas no estudo: machos, aves de um dia e gerais.

Critérios de não-inclusão

Nem todas as moscas tsé-tsé foram incluídas neste estudo:

Macho, um dia de idade, general que não pode voar.

Dimensão da amostra e amostragem

Foi utilizado um total de 20 moscas tsé-tsé adultas com 1 dia de idade para cada solução testada. A técnica de amostragem consistiu em selecionar moscas tsé-tsé que satisfizessem os critérios de elegibilidade durante o período de estudo.

Análise estatística

Todos os dados foram inicialmente registados, organizados e resumidos no Microsoft Excel 2010. As análises estatísticas foram efectuadas utilizando o estimador não paramétrico de Kaplan-Meier, o modelo de Cox (Cox, 1972), o teste do qui-quadrado de Pearson e o teste de Wilcoxson do software R (versão 4.2.2.) com um limiar de 5%. Quando o tratamento era significativo, foram efectuadas comparações múltiplas entre pares utilizando a função (glht) do pacote (multcomp).

5 Resultados

5.1 Eficácia dos óleos essenciais aplicados topicamente na parte de trás do peito:

No caso da aplicação de óleos essenciais na superfície dorsal do tórax de Glossina palpalis gambiensis, qualquer que seja o óleo essencial, a taxa de mortalidade foi de 100%. 24 horas mais tarde, registámos uma taxa de mortalidade de 100%, independentemente do óleo essencial. Não foi observado qualquer efeito no lote de controlo durante a exposição.

5.2 Eficácia dos óleos essenciais após contacto forçado com Glossina palpalis gambiensis em tiras tratadas.

Gráfico 1: Curva de sobrevivência das moscas tsé-tsé após contacto com uma lâmina tratada.

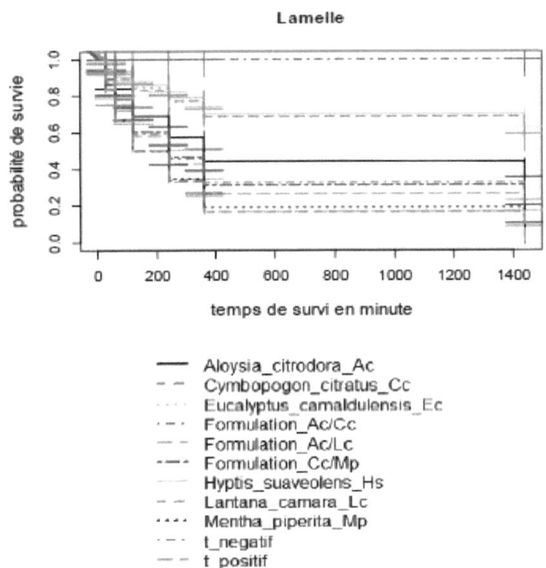

Os resultados mostraram que existia uma diferença significativa (P =<2e-16 < 0,05) entre todos os óleos essenciais testados e os controlos. Uma análise geral dos resultados mostrou que 30 minutos, 1h, 2h, 4h, 6h, após o contacto forçado da Glossina palpalis gambiensis na lâmina, registámos uma taxa de eliminação entre 20% e 100%. Vinte e quatro horas após o contacto forçado da Glossina palpalis gambiensis na lâmina, registámos uma taxa de mortalidade entre 20% e 95% para todos os óleos essenciais.

5.3 Eficácia dos óleos essenciais após contacto forçado com Glossina palpalis gambiensis em papel de microfibra.

Gráfico 2: Curva de sobrevivência da mosca tsé-tsé após contacto com papel de fibra tratado.

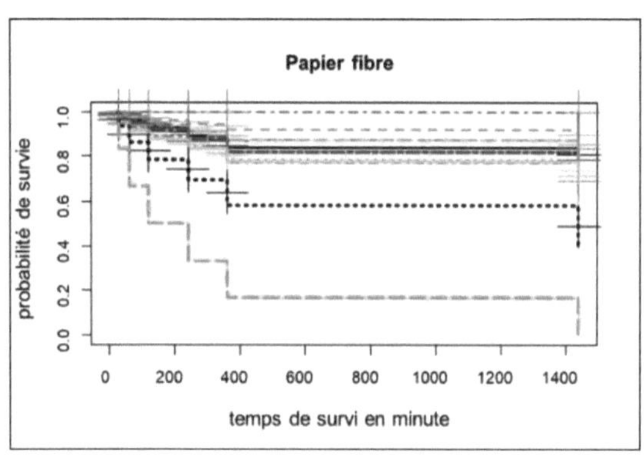

Os resultados mostram que existe uma diferença significativa (p=< 2,2e-16 < 0,05) entre todos os óleos essenciais testados e os controlos. Uma análise geral dos resultados mostra que 30 minutos, 1h, 2h, 4h, 6h, após o contacto forçado da Glossina palpalis gambiensis sobre o papel de microfibra de vidro, registámos uma taxa de eliminação entre 5% e 40%. Vinte e quatro horas após o contacto forçado com Glossina palpalis gambiensis no papel de microfibra de vidro, registámos uma taxa de mortalidade entre 5% e 50% para todos os óleos essenciais.

5.4 Eficácia dos óleos essenciais após contacto forçado com Glossina palpalis gambiensis em papel de filtro sem agentes desengordurantes

Não foi observado qualquer efeito (efeito KD e efeito letal) nas moscas tsé-tsé após contacto com papel de filtro sem agentes desengordurantes, independentemente do óleo essencial.

6 Discussão

6.1 Avaliação da eficácia de óleos essenciais em machos tenazes de Glossina palpalis gambiensis em laboratório.

No nosso estudo, os óleos essenciais de todas as plantas revelaram-se altamente tóxicos por aplicação tópica e por contacto forçado nas lamelas contra os machos tenéricos de Glossina palpalis gambiensis. De facto, vários estudos anteriores demonstraram a eficácia do óleo destas plantas contra insectos e fungos. Os resultados do estudo de Khani et al (2012) sugerem que o óleo essencial de Aloysia citriodora poderia ser utilizado como um potencial agente de controlo contra C. maculatus e T. confusum. Os resultados obtidos por (Tia et al., 2019) mostram que o óleo essencial de C. citratus é tóxico para C. puncticollis. A descoberta de Rajashekar et al (2012) indicou que o extrato de metanol das folhas de Lantana camara era tóxico para S. oryzae, C. chinensis e T. castaneum, mostrando que as folhas de Lantana camara estão se tornando uma fonte potencial de biopesticida para estratégias de controle de pragas de grãos armazenados. O trabalho de Koroghli, K. (2018) mostrou que o óleo essencial de M. piperita testado exerce uma toxicidade significativa por inalação em adultos de Rhyzopertha dominica. Os trabalhos realizados sobre o óleo essencial de H. suaveolens revelaram que o óleo essencial desta planta repele eficazmente os mosquitos e pode ser utilizado como agente de controlo de vectores contra a malária (Abagli et al., 2010; Jaenson et al., 2006). Somda et al (2007) demonstraram as propriedades antifúngicas dos óleos essenciais de E. camaldulensis de Taiwan contra dez espécies de fungos. Vários estudos demonstraram que a toxicidade dos óleos essenciais é influenciada pela sua composição química. Esta depende geralmente da origem, das condições climáticas, do método e do período de extração e da parte da planta (Manal et al., 2013). Os efeitos tóxicos destes óleos essenciais podem depender das suas composições químicas e do nível de sensibilidade do inseto (Casida J.H., 1990). Por outro lado, os óleos essenciais do nosso estudo mostraram uma fraca atividade inseticida por contacto forçado em papel de microfibra de vidro e nenhuma atividade inseticida por contacto forçado em papel de filtro sem gordura nas doses testadas contra machos tenéricos de Glossina palpalis gambiensis; isto leva-nos a pensar que o princípio ativo contido nos óleos essenciais seria provavelmente absorvido pelo papel. A elevada taxa de mortalidade e de queda pode ser explicada pela rapidez de penetração e pela quantidade de óleo essencial absorvida através da cutícula do inseto. Os nossos resultados estão de acordo com os de Bass et al, 2016 (100%) utilizando uma concentração de 4-8% de óleo de nim em Glossina palpalis gambiensis por aplicações tópicas na superfície dorsal do tórax. Em contraste com as taxas de mortalidade elevadas que obtivemos, foram registadas taxas de mortalidade baixas noutro local utilizando uma formulação de azadiractina em Glossina fuscipes fuscipes (Makoundou et al, 1995). A diferença entre os nossos resultados deve-se, por um lado, à espécie e, por outro, ao facto de ter sido utilizada uma formulação comercial de azadiractina em Glossina fuscipes fuscipes, em vez de óleo puro. A elevada mortalidade e o knock-down observados com aplicações tópicas dos óleos essenciais na superfície dorsal do tórax levam-nos a crer que os óleos essenciais testados poderiam ser utilizados para controlar a mosca tsé-tsé no tratamento residual dos locais de repouso da mosca tsé-tsé (troncos e ramos de árvores), tendo em conta a dose. A atividade inseticida das combinações de plantas dever-se-ia ao efeito tóxico combinado dos compostos principais dos óleos tomados individualmente. Recentemente, Wangrawa et al (2022) demonstraram que a melhoria dos óleos essenciais através de combinações se deve ao aparecimento de novos compostos anteriormente ausentes nos óleos individuais.

6.2 Limites do estudo

A principal limitação do nosso estudo está relacionada com a população estudada. A nossa investigação incidiu apenas sobre o efeito inseticida e exclusivamente sobre os machos tenazes de Glossina palpalis gambiensis. No futuro, seria interessante complementar este trabalho com :

- Estudo do impacto dos óleos essenciais no potencial de reprodução destas espécies de mosca tsé-tsé.

- Estudo do efeito repelente destes óleos essenciais em machos e fêmeas adultos das espécies de tsé-tsé testadas.

CONCLUSÃO

Os estudos sobre as propriedades insecticidas dos óleos essenciais mostraram a sua eficácia contra a Glossina palpalis gambiensis. Os resultados obtidos com as aplicações tópicas permitem esperar que todos os óleos essenciais possam ser utilizados no terreno como pulverização direta contra a mosca tsé-tsé. As elevadas taxas de mortalidade e de eliminação observadas por contacto forçado com o tarso na lamela sugerem que certos óleos essenciais poderiam ser utilizados para o tratamento residual dos locais de repouso da mosca tsé-tsé (troncos e ramos de árvores) e para a impregnação de iscos (armadilhas e telas). Os resultados obtidos por contacto forçado do tarso sobre papel de microfibra de vidro e um filtro sem gordura não permitem prever a utilização de todos os óleos essenciais no campo, dada a dose que seria necessário aplicar para obter uma taxa de mortalidade elevada. No entanto, no âmbito de uma aplicação no terreno com vista a explorar o efeito inseticida, outros estudos seriam úteis. Estes incluem a persistência no pelo, a formulação adequada, o custo de utilização, a toxicidade para o gado e os resíduos no leite e na carne. Embora este estudo de laboratório tenha mostrado um efeito inseticida interessante para todos os óleos essenciais, parece ser necessário um ensaio de campo para estudar esta mesma eficácia em condições naturais.

REFERÊNCIAS

Abagli e Alavo J. Appl. Biosci. 2020. Potencialidades repelentes de insetos do bálsamo grosso, Hyptis suaveolens Poit. (Lamiaceae): Perspectivas para o controlo de mosquitos em zonas tropicais.

Abagli AZ, Alavo TBC, Djouaka R, Ahomadégbé MA, Ahoton LE, Yayi E, Avlessi F. 2010. Taxa de repelência de diferentes concentrações de óleo essencial de Hyptis suaveolens contra o mosquito Anopheles gambiae (Diptera: Culicidae). Actes du 2ème colloque des Sciences, Cultures et Technologies de l'Université d'Abomey-Calavi (UAC)- Bénin (No prelo).

Akono, P. N., Belong, P., Tchoumbougnang, F., Bakwo Fils, E.-M., & Fankem, H. (2012). Composição química e efeitos insecticidas de óleos essenciais de folhas frescas de Ocimum canum Sims e Ocimum basilicum L. em adultos de Anopheles funestus ss, vetor da malária nos Camarões. Journal of Applied Biosciences, 59, 4340-4348. à http://www.m.elewa.org/JABS/2012/59/7.pdf%5Cnhttp://m.elewa.org/JABS/2012/59/7.pdf

Atrevy F., 1978. A mosca tsé-tsé na República Popular do Benim: importância para a criação de gado, princípios e métodos de erradicação. Tese de doutoramento veterinário, 1978. Escola Interestatal de Ciências e Medicina Veterinária, Dakar. 115 páginas.

Bauer, B., Amsler-Delafosse, S., Clausen, P.H., Kabore, I., Petrich-Bauer, J., 1995. Aplicação bem sucedida de deltametrina em bovinos numa campanha contra a mosca tsé-tsé (Glossina spp.) na zona pastoral de Samorogouan, Burkina Faso. Trop. Med. Parasitol. 46, 183-189.

Bass, A., Traore, A., Traore, A., Traore, A., Bengaly, S., Diakite, B., & Diarra, C. (2016). Avaliação da eficácia da solução de óleo de neem a 8% no controlo da mosca tsé-tsé e da tripanossomíase animal africana no Mali.

Bastien, F. (2008). Efeito larvicida de óleos essenciais sobre Stomoxys calcitrans Réunion (Tese de doutoramento).

Bokobana, E. M., Koba, K., Poutouli, W. P., Akantetou, P. K., Nadio, N. A., Laba, B., ... Sanda, K. (2014). Avaliação do potencial inseticida e repelente do óleo essencial de Cymbopogon schoenanthus (L.) spreng em Aphis gossypii Glover (Homoptera: Aphididae), praga do algodão no Togo. Reveue Cames, 2(2), 48-55.

Bekele J. e Hassanali A. ,2001 : Efeitos de mistura na toxicidade dos constituintes do óleo essencial de Ocimum kilimandscharicum e Ocimum kenyense (Labiatae) em duas pragas de insectos pós-colheita. Phytochemestry, 57 : 385 - 391.

Bouyer J., Kaboré I., Stachurski F. e Desquesne M., 2004. Controlo dos ectoparasitas dos bovinos. Tratamento epidérmico dos bovinos. Bobo-Dioulasso: Centre international de recherche- développement sur l'élevage en zone subhumide (CIRDES). Folha de dados: 12 páginas

Bouyer, F., Bouyer, J., Seck, M., Sall, B., Dicko, A., Lancelot, R., Chia, E. et al. (2015). Importância das infecções transmitidas por vectores em diferentes sistemas de produção: tripanossomíase bovina e dinâmica de inovação dos produtores de gado no Senegal", Rev Sci Tech Off Int Epiz **34**, 213-225. 48

Bouyer, J., Balenghien, T., Ravel, S., Vial, L., Sidibé, I., Thévenon, S., Solano, P. e Meeûs, T. D. (2009). Tamanhos populacionais e padrão de dispersão das moscas tsé-tsé: rolando no rio Molecular Ecology **18**(13), 2787-2797. _eprint : https ://onlinelibrary.wiley.com/doi/pdf/10.1111/j.1365-294X.2009.04233.x.

Bouyer, J., Ravel, S., Guerrini, L., Dujardin, J.-P., Sidibé, I., Vreysen, M. J. B., Solano, P. e De Meeûs, T. (2010). Estrutura populacional de Glossina palpalis gambiensis (Diptera: Glossinidae) entre bacias hidrográficas no Burkina Faso: Consequences for area-wide integrated pest management", Infection, Genetics and Evolution 10(2), 321-328.

Bouyer, F. E. (2015). Risco de tripanossomíase e inovação: o caso dos criadores de gado na África Ocidental. l'Ouest (Tese de doutoramento, Université Montpellier). URL: https ://www.sciencedirect.com/science/article/pii/S1567134810000043 30, 49

Bouyer, J., Balenghien, T., Ravel, S., Vial, L., Sidibé, I., Thévenon, S., Solano,P. e Meeûs, T. D. (2009). Tamanhos populacionais e padrão de dispersão da mosca tsé-tsé: rolando no rio Molecular Ecology 18(13), 2787-2797. _eprint: https : //onlinelibrary.wiley.com/doi/pdf/10.1111/j.1365-294X.2009.04233.x.

Bouyer, J. (2009). Dispersão da mosca tsé-tsé. Insectes, 153, 21-24.

Bruneton, J. (2009). Hortelã em: Pharmacognosie, phytochimie, plantes médicinales, 4.ª ed., Tec & Doc, Paris, pp. 631-638.

Bussieras J. e Chermette R, (1991). Parasitologia veterinária. Entomologia. Serviço de Parasitologia. Escola Nacional Veterinária de Alfort: Maisons Alfort.

163 páginas.

Buxton, P. A. (1955). A história natural das moscas tsé-tsé. Um relato da biologia do género Glossina (Diptera). Memória da London School of Hygiene & Tropical Medicine. No. 10, H.K. Lewis, Londres.

Casida J.H., 1990. Modo de ação dos pesticidas, provas das implicações de um número finito de alvos bioquímicos. In: Casida J.E. (ed.). Pesticides and alternatives. Innovative chemical and Biological Approaches to Pest Control. Amsterdam: Elsevier, pp. 11-22.

Carlos, Espinel-Correal (2010). Análise da evolução de populações de granulovírus PhopGV em contacto com hospedeiros alternativos Phthorimaea operculella e Tecia solanivora (Lepidoptera: Gelechiidae). École Nationale Supérieure des Mines de Saint-Étienne.192p.

Chalier A. e Laveissiere C. (1973). Un nouveau piège pour la capture des glossines (Glossina: Diptera, Muscidae): description et essais sur le terrain. Cahiers ORSTOM. Série Entomologie Médicale et Parasitologie, Il: 251-262.

Cheurfa M e Allem R, 2015. Avaliação da atividade antioxidante de diferentes extractos de folhas de Aloysia triphylla. Fitoterapia, 14(3): 181-187.

Clayton, W., 1968. Gramíneas. In: Flora da África Ocidental: África Tropical, vol. 3, pp. 349-512.

Cox D. R, 1972. Regression models and life table. Journal of the Royal Statistical Society, Série B 34: 187-202.

Cuisance, D. e J. Itard. 1973. Libertação de machos estéreis de Glossina tachinoides West. Num sítio natural de baixa densidade (Bas-Logone, Camarões). Revue d'Elevage et de Médecine vétérinaire des Pays tropicaux 26(4): 405-422.

Cuisance D., Politzar H., Merot P., Tamboura I., 1984. Libertação de machos irradiados na campanha integrada de controlo da mosca tsé-tsé na zona pastoral de Sideradougou (Burkina Faso). Rev. Elev. Med. Vet. Pays Trop **37**: 449-67.

Cuisance D., Barre N., DE Deken R, (1994). Ectoparasitas dos animais: métodos de controlo ecológico, biológico, genético e mecânico. Rev. Scie. Techn. Off. Int. Epiz. 994, 13 (4), 305-] 356.

Cuisance D., (1992). Impacto no ambiente do controlo da tsé-tsé. Atelier sur les méthodes de recherche en écologie des traitements anti-acridiens en Afrique, C.R. de l'atelier CEE-CIRAD, Montpellier (France), Nov]. 992,] 09]] 6.

Cuisance, D. (2001). Curso sobre a mosca tsé-tsé e a tripanossomíase para o Certificado de Estudos Veterinários Avançados em Patologia Tropical. CIRAD-EMVT, Montpellier, França : 102 p

Dagnogo M. e Gouteux J.P., 1983. Ensaio de campo de diferentes insecticidas contra Glossina palpalis (Robineau-Desvoidy) e Glossina tachinoides Westwood.l. Efeito repelente de OMS] 998, OMS 2002, OMS 200, OMS 18 e OMS 570. Cahier ORSTOM, ser. Ent. méd.Parasit, 1983, 21 (l), 29-34.

De Figueiredo RO, Stefanini MB, Ming LC, Marques M e Facanali R, 2002. Composição do óleo essencial das folhas de Aloysia triphylla (L'Herit) Britton cultivada em Botucatu, São Paulo, Brasil, pág. 131-134.

Deken, R. D., Bossche, P. V. D., Sangare, M., Gnanvi, C., Missanda, J. H., & Hees, J. V. (1997). Effect of the life-span of female Glossina palpalis gambiensis on the weight and size of its progeny. Medical and Veterinary Entomology, 11(1), 95-101.

Enan E. 2000: Insecticidal activity of essential oils: octopaminergic sites of action. Bioquímica e Fisiologia Comparadas Parte C: Toxicologia e Farmacologia. Vol130 (3) Nov 2001, p 325-337.

Felicia Johnson, Kouamé Raphaël, Oussou Coffi, Kanko Zanahi, Félix Tonzibo, Kouahou Foua-Bi, Yao Tano 2018. Bioeficácia dos óleos essenciais de três espécies vegetais (Ocimum gratissimum, Ocimum canum e Hyptis suaveolens), da família Labiatae, no controlo de Sitophilus zeamais. European Journal of Scientific Research ISSN 1450-216X / 1450-202X Vol. 150 No 3, pp. 273-284.

Gimonneau, G., Alioum, Y., Abdoulmoumini, M., Zoli, A., Cene, B., Adakal, H., Bouyer, J., 2016. A mistura de inseticida e repelente Pour-On protege o gado contra a tripanossomose animal. PLoS Negl. Trop. Dis. 10, 1-16.

Ghédira K e Goetz P, 2017. Verbena doce Aloysia citriodora Paláu (Lippia citriodora). Fitoterapia, 15(1): 33-37.

Ghisalberti E.L. 2000. Lantana camara L. (Verbenaceae). Fitoterapia, (71):P.467-486.

Gitari, M. W., Akinyemi, S. A., Thobakgale, R., Ngoejana, P. C., Ramugondo, L., Matidza, M., & Nemapate, N. (2018). Caracterização físico-química e mineralógica do cobre da mina Musina e dos rejeitos da mina de ouro New Union: Implicações para o fabrico de materiais de construção geopoliméricos benéficos. Jornal de Ciências da Terra Africanas, 137, 218-228.

Goetz, P; Ghedira, K; 2012. Phytotherapie antinfectieuse. [online].Springer .Paris, 147- 180.Disponível em:https://link.springer.com/chapter/10.1007/978-2-8178-0058- 5_7.

Hamidou, H. T. (2020). Estudo das interações hospedeiro-vetor-parasita e simbionte no controlo da mosca tsé-tsé, vetor da tripanossomíase animal africana na África Ocidental.

Hargrove J.W. e Langley P.A., 1990. Esterilização da tsé-tsé no campo: uma tentativa bem sucedida. Bulletin of Entomological Research/ Volume 80 /Issue 04/ December 1990, pp 397-403.

Hoare, C. A. (1972). The trypanosomes of mammals. Uma monografia zoológica. The trypanosomes of mammals. Uma monografia zoológica.

Huynh T.M.D. 2009. Impactos dos metais pesados na interação planta/parasita.

microflora telúrica. Doutoramento em Ecologia Microbiana. Universidade de Paris-Est. França. P.151.

Il Idrissi, A., (1982). Etude des huiles essentielles de quelques Espèces Salivia, Lavandula et Mentha du Maroc, Thèse de troisième cycle, Université Mohammed V, Faculté des Sciences de Rabat.

Isman, 2000: Plant essential oils for pest and disease management (Óleos essenciais de plantas para a gestão de pragas e doenças). Proteção das Culturas 19 (2000) 603-60

Itard J., 1986. A mosca tsé-tsé. CIRAD -Etudes et synthèses de l'EMVT. Maisons-Alfort: Institut d'élevage et de médecine vétérinaire des pays tropicaux. 155 páginas.

Itard, J. (2000). Tripanossomoses animais africanas. Em Chartier, C., Itard, J., Morel, P. C., Troncy, P. M. (eds): Précis de Parasitologie vétérinaire tropicale. Universidades francófonas, AUPELF-UREF, EM inter, Edições TEC & Doc, Londres-Paris-Nova Iorque, pp 773.

Itard J. & Cuisance D. (2003). Vectores cíclicos de tripanossomoses. In: Principales maladies infectieuses et parasitaires du bétail. Europe et régions chaudes. Generalidades, doenças virais. Lefèvre Pierre-Charles, Blancou Jean, Chermette René. Paris: Lavoisier Tec et Doc, 139-165. ISBN 2-7430-0495-9

Jaenson, TGT, Palsson K, Borg-Karlson, AK. 2006. Avaliação de extractos e óleos de plantas repelentes de mosquitos (Diptera: Culicidae) da Suécia e da Guiné-Bissau. Jornal de Entomologia Médica, **43**(1): 113-11

Jahandiez, E.& Maire, R., (1932). Catalogue des plantes du Maroc (Spermatophytes et Ptéridophytes). Minerva, Alger. 2 (Dicotyledons Archichlamydae), 489-496.

Kaplan EL e Meier P., 1958. Non parametric estimation from incompJete observations. Journal of the American Statistical Association, Vol. 53, No. 282 (Jun., 1958), pp 457-81.

Keane S., e Ryan MF. 1999: Purificação, caraterização e inibição por monoterpenos da acetilcolinesterase da traça da cera, Gallenia mellonella (L.). Insect biochemistry and molecular biology Vol29(12) 1097-1104.

Kerharo, J., Adams, J. G. (1974). La Pharmacopée Sénégalaise Traditionnelle: Plantes Médicinales et Toxiques. In Edition.Vigot Frères,paris (pp. 211-214, 224-225,490).

Khani A, Basavand F e Rakhshani E, 2012. Composição química e atividade inseticida do óleo essencial de limão verbena. Jornal de Proteção das Culturas; Universidade de Zabol- Irão, 1(4): 313-320.

Koroghli, K. (2018). Atividade inseticida de óleos essenciais de alecrim (Rosmarinusofficinalis L.) e hortelã-pimenta (Menthapiperita L.) para adultos do pequeno besouro do grão de trigoRhyzoperthadominica F.(Coleoptera: Bostrychidae) (Tese de doutorado, Université Mouloud Mammeri).

Lancien J. 1981. Descrição da armadilha monocónica utilizada para a eliminação da mosca tsé-tsé na República Popular do Congo. Cahiers ORSTOM. Série Entomologie Médicale et Parasitologie, 19:235-238.

Lancien J., 1991. Controlo da doença do sono no sudeste do Uganda através da armadilhagem da mosca tsé-tsé. ORSTOM. Ann. Soc. Belg. Méd. 1991, 71 (Suppl. 1), 35-47.

Laveissière, C., & Couret, D. (1985). Observações sobre o efeito irritante dos piretróides sintéticos na mosca tsé-tsé (l). Cahiers d'ORSTOM, Série Entomologie Médicale et Parasitologie, 23, 289-295.

Laveissière C., Couret, D. e Kienon J.P., 1980. Controlo da mosca tsé-tsé ribeirinha com armadilhas bicónicas impregnadas de inseticida na zona de savana húmida. Descrição do ambiente, do equipamento e do método. Cahiers ORSTOM, ser. Ent. méd. et Parasit, 1980. 18 (3), 201- 207.

Laveissière C., Couret D., Manno A. 1987. Importância da natureza dos tecidos na armadilhagem da mosca tsé-tsé. Cahiers ORSTOM. Série Entomologie Médicale et Parasitologie, 25(34): 133-143.

Laveissière C., Grébaut P. 1990. Recherches sur les pièges à glossines (Diptera: Glossinidae): Mise au point d'un modèle économique: Le piège "Vavoua". Tropical Medicine and Parasitology, 41: 185-192.

Leak, S. A., 1999. Tsetse biology and ecology. O seu papel na epidemiologia e no controlo da tripanossomíase. CABI Publishing, Reino Unido, 529 páginas.

Lenoir L, 2011. Efeito protetor dos polifenóis da verbena perfumada num modelo de inflamação do cólon em ratos: Université d'Auvergne-Clermont-Ferrand I.

Maillard J. C. e Provost A., 1975. Investigação sobre o poder patogénico de Bacillus thuringiensis nas moscas tsé-tsé (Diptera-Muscidae). Estudo sobre Glossina tachinoides na República do Chade. Revue d'Elevage et de Médecine vétérinaire des Pays tropicaux, 1975. 28 (1): 61-65.

Makoundou, P. B., Cuisance, D., Duvallet, G., & Guillet, P. (1995). Estudo laboratorial dos efeitos de um inseticida natural extraído do neem (Azadirachta indica A. Juss) sobre Glossina fuscipes Newstead, 1910 (Diptera: Glossinidae). Revue d'élevage et de médecine vétérinaire des pays tropicaux, 48(4), 339-345.

Manal, A.A., Abd El-razik & Gamal, M.M. (2013). Eficácia de alguns produtos vegetais e dois inseticidas convencionais e suas atividades residuais contra Callosobrochus maculatus (F.). American Journal of Biochemistry and Molecular **Biology 3(4):** 356-368.

Mawuena K. e Yacnambe S., 1988. A utilização de pièges e écrans impregnados de inseticida para a luta contra a tripanossomose animal. Revue Elev. Méd. vét. Pays trop ..1988,41 (1),93-96.

Mérot P., Politzar H., Tamboura l, e Cuisance D., (1984). Resultados de uma campanha de controlo da mosca tsé-tsé ribeirinha no Burkina utilizando telas impregnadas de deltametrina. Revue Elev. Méd. vét. Pays trop, 1984,37 (2), 175-184.

Moloo S. K., 1993. A distribuição das espécies de Glossina em África e os seus hospedeiros naturais. Insect Science and Its Application, 14 (4): 511-527.

Nacoulma OG, 1996. Plantas medicinais e seus usos tradicionais no Burkina Faso. Tese de doutoramento. Universidade de Ouagadougou 328.

Nadio, N. A., Poutouli, W. P., Laba, B., Tozoou, P., Bokobana, M. E., Koba, K., ... & Sanda, K. (2016). Propriedades insecticidas e repelentes do óleo essencial de Ocimum sanctum L. em relação a Dysdercus voelkeri Schmidt

(Heteroptera; Pyrrhocoridae). Sciences de la vie, de la terre et agronomie, 3(2).

Ouedraogo, I., Sawadogo, A., Nebie, R. C., & Dakouo, D. (2016). Avaliação da toxicidade dos óleos essenciais de Cymbopogon nardus (L) e Ocimum gratissimum (L) contra Sitophilus zeamais Motsch e Rhyzopertha dominica F, os principais insectos pragas do milho em armazenamento.... International Journal of Biological and Chemical Sciences, 10(2), 695-705.

Parsons, W. T., Cuthbertson, E. G. (1992). Ervas daninhas nocivas da Austrália. In Data Press, Melbourne/Sydney, 490-492.

Pasma Mache Nkouandou, Patrick Akono Ntonga, Christelle Awansi Djeukam, Pierre Michel Jazet Dongmo, Chantal Menut 2020. Avaliação das propriedades insecticidas dos óleos essenciais de algumas Zingiberaceae contra larvas de Anopheles gambiae s. l. recolhidas em Ayos (sul dos Camarões). Jornal de Ciências Animais e Vegetais (J.Anim.Plant Sci. 2020 ISSN 2071-7024) Vol.43 (3): 7469-7482.

Pollock J. N. (Ed.). (1982). Manual de formação para o pessoal de controlo da mosca tsé-tsé (Vol. 1, p. 274). Roma, Itália: Organização das Nações Unidas para a Alimentação e a Agricultura.

Pollock J.N., 1996. Ecology and behaviour of tsetse flies (Ecologia e comportamento da mosca tsé-tsé). Manual of tsetse fly control volume 2. PAO. Roma (Itália). 117 páginas.

Savadogo, S., Sambare, O., Sereme, A., & Thiombiano, A. (2016). Métodos tradicionais de controlo de insectos e carraças entre os Mossé no Burkina Faso. Journal of Applied Biosciences, 105, 10120-10133.

Simo, G., Rayaisse, JB (2015). Desafios para eliminar a doença do sono na África Ocidental e Central: o controlo sustentável da tripanossomíase animal como uma abordagem indispensável para atingir o objetivo. Parasite Vectors 8, 640 https://doi.org/10.1186/s13071-015-1254-y

Solano, P., Sidibe, I. e Rotureau, B. (2018). Tsetse flies (Diptera: Glossinidae), em D. Fontenille,G. Duvallet e V. Robert, eds, 'Entomologie médicale et vétérinaire', número cap.15, IRD Editions, pp. 367-389.

Somda I., Leth V., and Sérémé P., (2007), Antifungal effect of Cymbopogon citratus, Eucalyptus camaldulensis and Azadirachta indica oil extracts on sorghum seed-borne fungi, Asian Journal of Plant Sciences, 6 (8), 1182-1189.

Swallow, B. 2000. Impacts of Trypanosomiasis on African Agriculture,

Organização das Nações Unidas para a Alimentação e a Agricultura, Roma.

Rajashekar Y; Ravindra KV e Bakthavatsalam N. 2012. Folhas de Lantana camara

Linn. (Verbenaceae) como um potencial inseticida para a gestão de três espécies de insectos pragas de cereais armazenados. J Food Sci Technol, 2491. P.1-6.

Tia, E. V., Cisse, M., Douan, G. B., & Kone, A. (2019). Estudo comparativo do efeito inseticida dos óleos essenciais de Cymbopogon citratus DC e Ocimum canum Sims em Cylas puncticollis Boheman, um gorgulho da batata-doce. Revista Internacional de Ciências Biológicas e Químicas, 13(3), 1789-1799.

Traore N., Sidibe L; Bouare, S 1991. Actividades antimicrobianas de óleos essenciais de Eucalyptus citriodoraHook e Eucalyptus houseanaW.Fitzg. ex Maiden. Int. J. Biol. Chem. Sci. 7(2): 800-804.

Vale, G.A., Hargrove, J. W., Chamisa, A., Grant, I.F., Torr, S.J., (2015). Tratamento de piretróide de gado para controle de tsé-tsé: Reduzindo seu impacto na fauna de esterco. PLoS Negl. Trop. Dis. 9.

Vreysen, M. J., Seck, M. T., Sall, B. e Bouyer, J. (2013), 'Tsetse flies: their biology and control using area-wide integrated pest management approaches', Journal of invertebrate pathology **112**, S15-S25. 2, 3, 30, 49, 50.

Yerbanga, RS, Rayaisse, JB., Vantaux, (2016). Neemazal ® como possível ferramenta alternativa para o controlo da malária e da tripanossomíase africana? Parasite Vectors 9 , 263 (https://doi.org/10.1186/s13071-016-1538-x

Wangrawa, D. W., Ochomo, E., Upshur, F., Zanre, N., Borovsky, D., Lahondere, C., & Sanon, A. (2022). Os óleos essenciais e suas combinações binárias têm propriedades inseticidas sinérgicas e antagônicas contra Anopheles gambiae sl (Diptera: Culicidae). Biocatalysis and Agricultural Biotechnology, 42, 102347. https://doi.org/10.1016/j.bcab.2022.102347.

Zahran, H. E. D. M., Abou-Taleb, H. K., & Abdelgaleil, S. A. (2017). Propriedades adulticidas, larvicidas e bioquímicas de óleos essenciais contra Culex pipiens L. Journal of Asia-Pacific Entomology, 20(1), 133-139.

APÊNDICES

Anexo 1: Manipulação no laboratório.

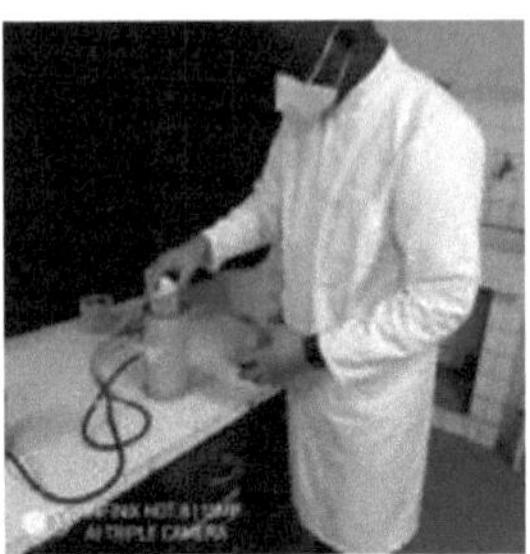

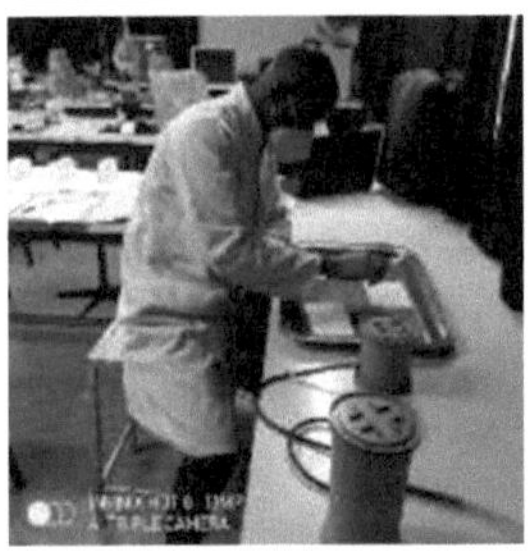

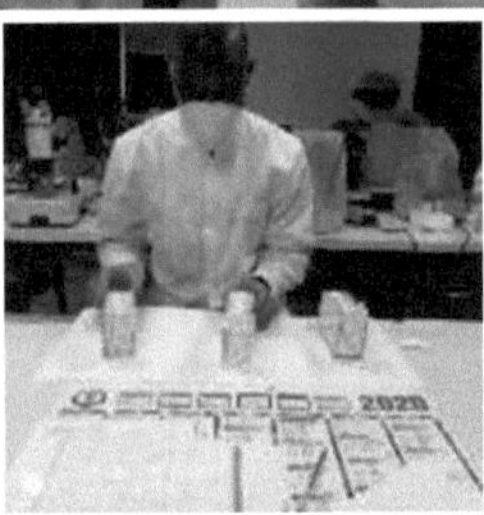

Colocar a Glossins a dormir com CO_2

Contacto tarsal das

Observação de KD e Mortalidade.

Apêndice 2: Equipamento técnico.

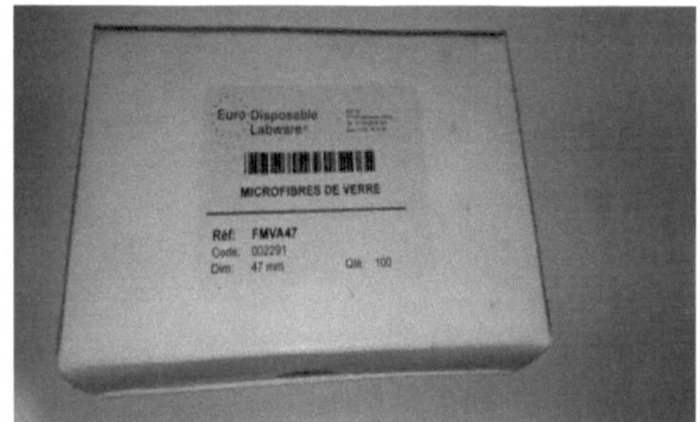

Papel de microfibra Whatman

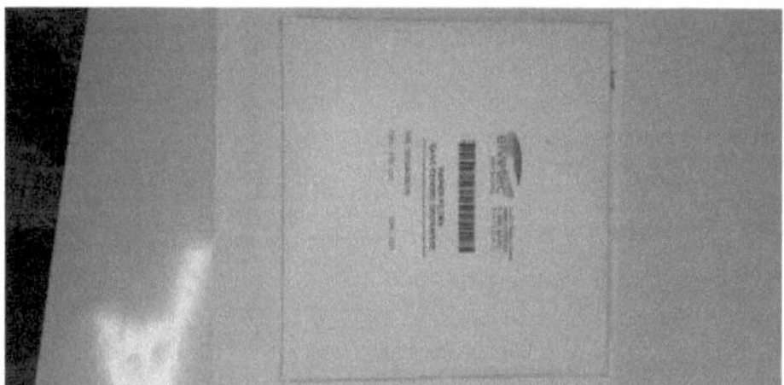

Papel de filtro sem cinzas desengordura

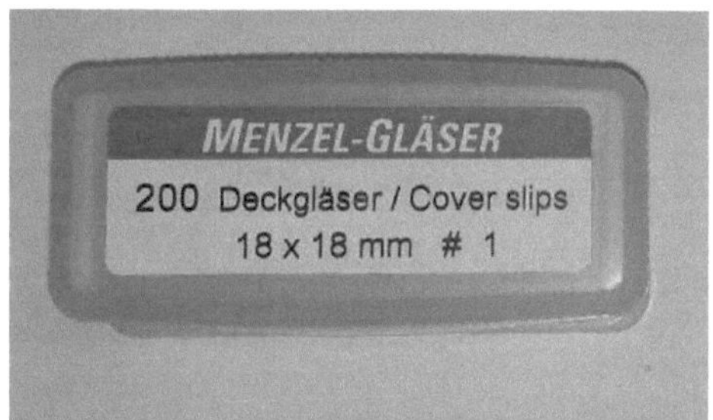

Lamelas

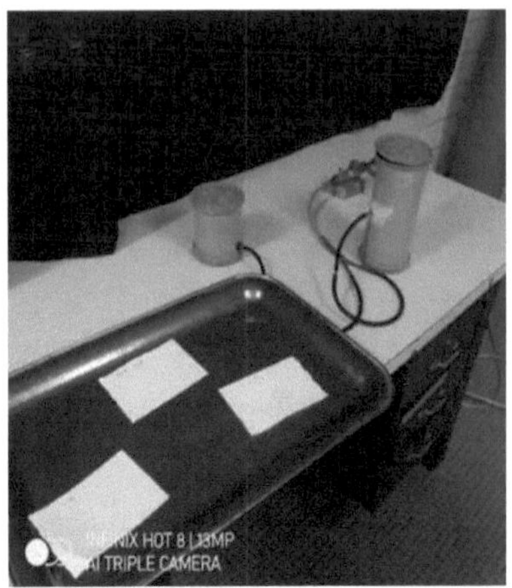

Dispositivo para adormecer moscas tsé-tsé e tabuleiro de manuseamento

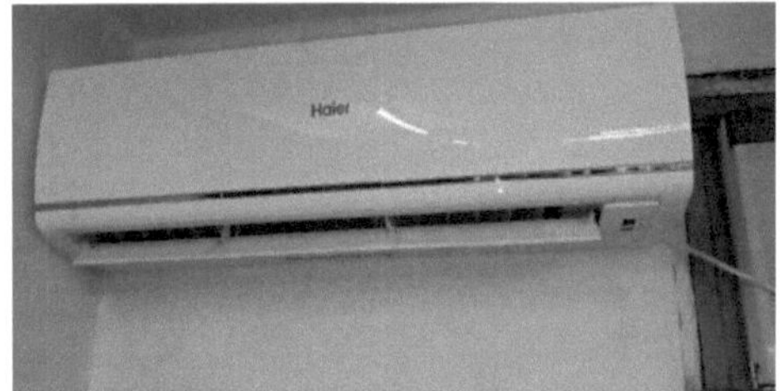

Ar condicionado

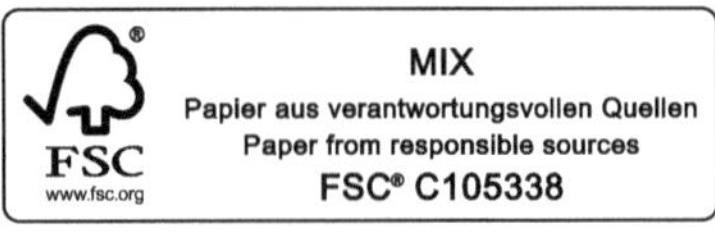

Printed by Books on Demand GmbH, Norderstedt / Germany